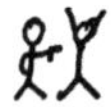

Abnehmen, ohne anderen davon zu erzählen, den Rasierer auf dem Weg in die Schwimmbaddusche verstecken, schminken, als wäre alles von Natur aus so.

In ihrem Debütroman »Wie die Gorillas« beschreibt Esther Becker das Erwachsenwerden junger Frauen in einer Gesellschaft, die behauptet, alle könnten selbst bestimmen. Doch gehört sich Manches und Anderes nicht. Wo verlaufen die Grenzen zwischen ausgelebter Individualität und den Anstrengungen dazuzugehören? Wie soll der Körper aussehen, wie sich benehmen – ob beim Sportunterricht, in der Schule, unter Freundinnen oder in Beziehungen?

Lustvoll, pointiert, mit viel Humor und mit der Drastik, der es bedarf, erzählt Becker vom gesellschaftlichen Druck, der auf jungen Frauen lastet.

Esther Becker, geboren 1980 in Erlangen, lebt als Dramatikerin, Schriftstellerin und Performerin in Berlin. Sie studierte an der Hochschule der Künste Bern und am Deutschen Literaturinstitut Leipzig. Sie veröffentlichte Texte in diversen Magazinen und Anthologien. Ihre Theatertexte (Verlag Felix Bloch Erben) wurden bereits mehrfach ausgezeichnet und in Deutschland und der Schweiz aufgeführt. Sie ist Mitglied der Theaterformation bigNOTWENDIGKEIT. »Wie die Gorillas« ist ihr Debütroman.

ESTHER BECKER

WIE DIE GORILLAS

ROMAN

VERBRECHER VERLAG

Erste Auflage

www.verbrecherei.de

Satz: Christian Walter
Druck: CPI Clausen & Bosse, Leck

ISBN 978-3-95732-470-2

Printed in Germany

Der Verlag dankt Sophie Bölke, Johanna Seyfried, Annouk Spilker und Hannah Stangl.

I've got a perfect body, though sometimes I forget
I've got a perfect body cause my eyelashes catch my sweat
yes, they do, they do

Regina Spektor

I

1

Zu viert müssen sie mich festhalten. Vielleicht auch zu fünft.

Ob ein Paar der vielen Hände zu meinem Vater gehört, ist nicht sicher, meine Augen sind fest verschlossen. Vielleicht sitzt er auch auf einem der stapelbaren Wartezimmerstühle und schaut zu.

Die übrigen Hände gehören meiner Ärztin und dem weiteren Praxispersonal, das einer nach dem anderen von ihren Posten herbeigerufen wurde. Meinetwegen.

Meinetwegen stehen sie alle zusammen in diesem kleinen Zimmer um mich herum und halten mich alle zusammen fest. Ich bin ein schwieriger Fall.

Ihre gemeinsame Aufgabe ist, mir pupillenerweiternde Augentropfen zu verabreichen, ohne die die ganze Untersuchung nicht beginnen kann.

Ich winde mich mit aller Kraft, sie halten meine Arme überkreuz am Rücken fest, damit ich nicht um mich schlagen kann, meine Füße treten ins Leere, ich sehe ja nichts. Eine Hand hält mein Kinn fest, eine andere meine Stirn. Meinen Kopf fixiert, machen sie sich daran, mein rechtes Augenlid zu öffnen. Ich werfe mich in den Nacken, spanne alles an, spreize die Zehen, presse die Lippen aufeinander, doch es hilft nichts, zwei Finger reißen mein Auge auf, mit einem Tupfer ziehen sie mein Unterlid herunter. Dann nähert sich senkrecht das Plastikfläschchen, und ich soll nach oben schauen.

Ich schiele auf meinen Nasenflügel, der nur ein verschwommener Umriss ist. Vielleicht geben sie irgendwann auf.

Nach oben, sagen sie.

Niemals.

Nach oben.

Ich sehe es kommen und falle trotzdem aus allen Wolken. Kalt erwischt es mich und brennt fürchterlich.

Sie lassen ab und tupfen, ich blinzele, Scham steigt rot meine Wangen hoch.

Braves Mädchen!, sagen sie. Tapfer! Und: Gut gemacht!

Dann schauen sie in der Akte meinen Vornamen nach und sprechen ihn vertraulich aus.

Wirklich, gut gemacht. Jetzt das andere Auge.

Als es vorbei ist, streichelt mein Vater mir über den Kopf, er tätschelt mich wie einen wohlerzogenen Hund. Er hat ein schlechtes Gewissen.

Ich will ihm vertrauen, doch mein Vater ist ein windiger Typ. Charmant und windig. Nach außen verläuft alles in geordneten Bahnen, aber was innen vorgeht, weiß man nicht genau. Er könnte ein Agent sein, es würde mich nicht wundern. Meiner Mutter traue ich erst recht nicht, ich versuche es gar nicht mehr. Sie bekommt ständig Mitleidsanfälle, die sich in Wutanfälle verwandeln und genauso abrupt aufhören, wie sie angefangen haben. Sie ist bester Laune, und plötzlich regt sie irgendeine Kleinigkeit furchtbar auf, und sie steigert sich so sehr hinein, dass sie kaum ansprechbar ist. Irgendwann ist sie erschöpft, hat genug vom Sich-ärgern und beruhigt sich.

Ich will nie wieder dorthin, bitte ich meinen Vater auf dem Heimweg, und er verspricht es mir.

Er wird das Versprechen brechen. Wir werden noch sehr oft in der Sehschule auf stapelbaren Birkenholzstühlen sitzen und warten, bis mein Name aufgerufen wird, meine Protestversuche gegen die Augentropfen werden jedes Mal ein wenig zaghafter werden, kraftloser, irgendwann werden sie völlig einschlafen, abklingen wie eine Kinderkrankheit.

Die Dioptrien-Zahl meiner Kurzsichtigkeit wird jedes Mal ein wenig mehr ansteigen. Ich werde eine Brille verschrieben bekommen, die ich nie tragen werde, weil sie hässlich ist und ich hässlich bin und mir eine Brille wirklich nicht erlauben kann. Selbst wenn es eine schöne Brille wäre, die mir gut stehen würde, und nicht dieses buntgemusterte Ding, das meine Mutter in völliger Übereinstimmung mit der Verkäuferin für das beste Modell hielt, so pfiffig, und ich es leid sein werde, weitere anzuprobieren und mein blasses, mausiges Gesicht immer und immer wieder im Spiegel ansehen zu müssen, selbst dann würde ich sie mir nicht erlauben können. Ich ziehe meine Brille nicht an.

Im Kino sitze ich freiwillig in der ersten Reihe. In der Schule auch.

Mit vorgeschobenem Kopf und gerunzelter Stirn schreibe ich von der Tafel ab, was sich erkennen lässt. Das wird irgendwann so wenig sein, dass die Schule meine Mutter auf der Arbeit anrufen wird, um ihr mitzuteilen, was sie längst weiß: dass ihre Tochter eine Brille braucht. Meine Mutter wird von einem mittelschweren Selbstmitleidsanfall ereilt werden und meinen Vater bitten beziehungsweise ihm befehlen, das zu regeln.

Mein Vater wird das regeln, indem er mir Kontaktlinsen bezahlt und sich wundert, dass ich sie mir so problemlos einsetzen kann. Ich hätte doch immer so ein Theater gemacht. Ich werde mit den Schultern zucken, weil ich es für Verschwendung halten werde, meinen Vater an meinem Innenleben teilhaben zu lassen. Er lässt mich ja auch nicht an seinem Innenleben teilhaben. Würde ich ihn an meinem Innenleben teilhaben lassen, würde ich ihm erklären, dass der entscheidende Unterschied zwischen den Augentropfen und den Kontaktlinsen darin besteht, dass ich es bin, die in mein Gesicht fasst.

Dass das alles eine Frage von Kontrolle und Macht über den eigenen Körper ist, würde ich so formuliert noch nicht denken und folglich nicht sagen, selbst wenn ich meinem Vater gegenüber ehrlich wäre.

Wasch dir die Hände, wird er auf mein Schulterzucken sagen. Du musst dir immer gut die Hände waschen!

Und ich werde nicken oder brummen. Ich werde ihm nicht sagen, dass ich meine Hände immer gut wasche, sehr gut sogar, damit man den Nikotingeruch an den Fingern nicht bemerkt.

2

Ich ziehe den Knoten fest. Das Oberteil des buntgemusterten Bikinis, den meine Mutter in völliger Übereinstimmung mit der Verkäuferin für mich ausgesucht hat, verrutscht an meiner flachen Brust. Es rutscht hoch oder zur Seite, manchmal würgt es mich beim Schwimmen wie eine Seeschlange und schnürt mir die Luft ab, manchmal verliere ich es ganz und muss danach tauchen. Manchmal verrutscht es bereits auf dem Weg von der Umkleidekabine zum Becken. Es verrutscht, wenn ich vom Fünfmeterbrett springe, es verrutscht, wenn ich einen Kopfsprung vom Startblock mache. Nach dem Auftauchen muss ich als allererstes an den Rand schwimmen und es zurechtziehen. Meine Zeiten werden schlechter wegen der Bikinipausen. Badeanzüge sind das Letzte seit diesem Jahr. Seit diesem Jahr müssen es zwei Stoffdreiecke sein.

Ich vergesse, meine buntgemusterten Dreiecke anzuziehen, ich werde sie ohnehin verlieren, da kann ich sie auch von vornherein weglassen.

Du bist in der falschen Umkleide!

Die mit den Busen findet das lustig.

Was ist das? Der Schwimmlehrer ist verunsichert.

Nichts.

Es ist ja auch nichts. Meine Brust ist flach wie ein Brett, sie unterscheidet sich in keiner Weise von der der Jungs, die alle in Shorts herumlaufen.

Ich packe die Dreiecke nicht mehr in den Turnbeutel.

Der Schwimmlehrer zieht es in Erwägung, meine Eltern anzurufen, das haben die mit den Busen ihn sagen hören. Aber er ruft nie an und verpasst jede Gelegenheit, meinen Vater anzusprechen, wenn er mich vom Unterricht abholt.

Stattdessen wird der Schwimmlehrer immer an mir vorbeischauen, weshalb ich bis zum Erwachsenenalter nie richtig Kraulen lernen werde.

3

Was machst du, wenn deine Kinder Frauen werden?
Wenn deine Kinder Töchter sind und Frauen werden, was machst du dann?
Wenn deine Töchter keine Kinder bleiben wollen (wie du insgeheim hofftest), sondern in die Höhe schießen und in die Breite.
Wenn sie aufgehen, sich in alle Richtungen ausdehnen, sich auflehnen gegen den einst so genügsam schmalen Kinderkörper, diesen feinen kleinen Kinderkörper, der noch nicht unter den Armen stank und auch nicht zwischen den Beinen.
Einen Körper, den du baden konntest, pudern und salben, dem du buntgemusterte Kleidchen und Hemdchen aussuchen durftest, (auch die Höschen für den Windelpopo sollen hier nicht verschwiegen werden) und diese Kleidchen oder Hemdchen über den kleinen Kopf ziehen konntest, über den einen kleinen Arm, dann den anderen kleinen Arm, Ärmchen, die dünn waren und unbehaart.
(Du weißt nicht, woher sie diesen starken Haarwuchs haben, von dir mit Sicherheit nicht!)
Einen Körper, der pflegeleicht war und schön aussah.

Was machst du, wenn sie auf einmal aufgehen wie Kuchenteige, üppig aus ihren Schüsseln quellen, über das übliche Maß hinaus ihre Formen sprengen, die Hüftjeans mit Schlag sind oder geknöpfte Basketballhosen oder ausgefranste Miniröcke?
Dazu viel zu klein gekaufte Leibchen, die kurz und knapp unter den Achseln spannen, damit jedermann sehen kann, wie ihre aufgeblasenen Hüften und Bäuche über den Bund schauen, behaartes,

weißes, weiches Fleisch, das niemand will. (Es ist nicht so, als hättest du ihnen das nicht gesagt, wie unvorteilhaft das aussieht.)
Die Töchter, die nicht mehr über den Rand ihres Tellers hinausschauen, sondern ihn leer fressen, als hätten sie Schwerstarbeit verrichtet und nicht bloß krumm in den Stühlen und Seilen gehangen und Haarsträhnen gezählt.
Ihre fettigen Haarsträhnen, die ihnen in die fettigen Gesichter fallen (es ist nicht so, als hättest du ihnen nicht angeboten, sich in der Apotheke beraten zu lassen), diese immer feuchten Augen dich nicht mehr bewundernd an-, sondern durch alles abwesend hindurchschauen, die ungelenken Hände, die ständig durch die dummen Gesichter wischen, dicht beringt mit billigem Modeschmuck.
Sie mögen silberfarbenes im Sechserpack, so leicht zu verbiegen wie einst ihre zarten Körper.
Jetzt plumpsen ihre plumpen Körper auf Stühle und Bänke, auf Betten und Kinosessel und sind zu nichts zu bewegen, was Bewegung erfordert.
Sie kauen Kaugummi und waschen eifrig ihre billig beringten Nikotinfinger. (Sie denken, du merkst nicht, dass sie rauchen.)
Ihre Haare waschen sie nicht.
Fettige Strähnen werden um Finger gezwirbelt, Ringe werden verschoben, es wird laut mit ungelenken Gelenken geknackt.
An Sport ist nicht zu denken. Seit sie menstruieren, stinken sie noch mehr und lassen sich aufgrund von Frauenleiden Entschuldigungen schreiben, lassen sich von körperlicher Ertüchtigung befreien, um tumb am Rand zu sitzen und zum Rauchen zu verschwinden in den Büschen hinter den Turnhallen, den Büschen hinter den Sportplätzen, sie wünschten zum Küssen.

Wie sagst du diesen fetten, faulen Töchtern, dass niemand sie küssen wird, wenn sie nicht an sich arbeiten, zumindest kein Junge oder junger Mann?
Frauen ist nicht zu trauen.
Lesbische Liebe hältst du für ein Gerücht.
(Du bist zugegebenermaßen unentschlossen, was du vom Küssen halten sollst.
Du wolltest kein Mauerblümchen pflanzen, keine alte Jungfer heranzüchten und trotzdem wird dir mulmig, wenn du dir ausmalst, wie jemand deiner Tochter die Zunge in den Mund bohrt, ihren Brüsten beikommt, ihr den Finger in die Muschi schiebt. Muschi sagst du nicht, du sagst Scheide oder Vagina, wenn es sein muss, unsicher, ob die Betonung auf der ersten oder der zweiten Silbe liegt, du hattest kein Latein.
Du willst keine billige Schlampe unter deinem Dach, aber auch keine prüde Spaßverderberin. Du willst, dass bald einmal ein junger Verehrer seine Füße unter deinen Tisch streckt, der angesehen ist und ansehnlich und sehen will, was deine Tochter zu bieten hat.)

Was macht du, wenn deine Tochter des männlichen Blickes unwürdig, fröhlich weiter wächst, vor sich hin und über sich hinaus, immer mehr Platz einnimmt, am Tisch und auch sonst und so jede Möglichkeit eines guten Ansehens durch einen verehrenden Jungen verdrängt?
Wo soll er denn sitzen?

4

Wir sollen uns vorstellen, wir befänden uns in einem Lift.

In Wahrheit befinden wir uns in einem niedrigen, grauen Tagungsraum im Bahnhofshotel, weil meine Freundin Svenja Schauspielerin werden wird. Ich bin zur Unterstützung mitgekommen, und da uns direkt zu Beginn von einem ernsten Mann gesagt wurde, dass Zuschauen nicht erlaubt sei, man müsse mitmachen oder gehen, stehe ich gemeinsam mit Svenja in einem imaginären Aufzug, der jetzt stecken bleibt. Wir sollen Panik spielen, schreien und weinen.

Ich brülle los und tue so, als würde ich auf die Fahrstuhlknöpfe einhämmern. Svenja kreischt in den höchsten Tönen, dann presst sie tatsächlich ein paar Tränen aus den Augenwinkeln, ich weiß nicht, wie sie das macht. Ich habe gelesen, dass es hilft, in einen Ventilator zu schauen oder eine Zwiebel ans Gesicht zu halten. Seit ich Kontaktlinsen trage, muss ich beim Zwiebelschneiden nicht mehr weinen.

Dann kommen wir einzeln dran. Es werden Fotos geschossen und Notizen gemacht, man muss traurig gucken, dann lachen, dann flirten. Ich sehe immer wieder auf die Uhr, wir mussten sehr lange warten, eine Menge Mädchen wollen zum Film, mein Vater hat versprochen, uns abzuholen.

Ich schaue nicht traurig genug.

Du bist schuld!, sagen sie zu mir in strengem Ton, um mich in die richtige Stimmung zu versetzen. Als sie merken, dass ich Kaugummi kaue, werden sie wirklich wütend.

Ich muss ihn ausspucken, das sei unprofessionell.

Ich lache ungern, ich habe Zähne wie ein Pferd.

Mehr!, wollen sie.

Ich will aber nicht.

Auch das Flirten ist mir sehr unangenehm, ich weiß nicht, wen ich zuerst angehen soll, und ohne Lächeln bleibt mir nur, ihnen zuzuzwinkern oder die Augenbrauen neckisch hochzuziehen.

Es wird sich beraten, mein Vater wartet bestimmt schon.

Die Vielversprechenden sollen ein Formular ausfüllen, ich bin nicht darunter.

Es gibt die Kategorien sportlich, schlank und weiblich. Dick gibt es nicht.

Wir sollten jetzt wirklich gehen.

Willst du wissen, warum es nicht gereicht hat?

Eigentlich nicht. Doch es war eine rhetorische Frage.

Enge Augen, sagt die einzige Frau unter den Castingleuten.

Du hast zu eng stehende Augen.

Sie sagt das, als wäre es ein schmutziges Geheimnis.

Du würdest nie eine Hauptrolle bekommen. Es ist schwer genug als Dunkelhaarige, und dann noch mit den Augen ...

Svenja hat schlank angekreuzt und ihre Adresse notiert, und ich will endlich gehen, aber das ist nicht so einfach, denn am Ausgang hat sich eine Schlange gebildet, zum Bezahlen einer Gebühr, von der uns niemand etwas gesagt hat. Svenja blättert euphorisch die Scheine hin, ich will sagen, dass ich doch gar nicht mitmachen wollte und ohnehin nicht aufgenommen wurde, will aber Svenja die Chancen nicht vermiesen. Ich gebe ihnen alles, was ich habe, den Rest würde ich von meinem Vater holen.

Wie war es? Mein Vater hört Jazzradio und scheint noch nicht allzu lang gewartet zu haben.

Svenja brummt und zuckt mit den Schultern, als wir einsteigen.

Ich sage nichts. Auch nichts von dem Geld.

Svenja schaut aus dem Fenster, ich meine, ein kleines Lächeln zu erkennen.

Ich schaue mir im Rückspiegel meine Augen an.

5

Wir machen es alle. Wir fallen der Reihe nach um, wie die Hühner von der Stange. Wir setzen uns mit den Rücken an die Wand, wir pressen uns die Hände an die Halsschlagadern, wir hyperventilieren, bis es uns wirr wird, und dann Gutnacht.

Wir sinken herab in etwas Tiefes und Warmes, in dem nichts Platz hat außer uns. Eine muss aufpassen, dass nichts passiert und der Lehrer nichts mitbekommt.

Der Lehrer muss sich ankündigen, bevor er die Kabine betritt, er muss einen guten Grund haben und uns Zeit geben, uns zu bedecken. Er muss warten, bis wir ihn hereinbitten, wie einen Vampir über die Schwelle.

Eine passt auf oder zwei, am besten die, die ihre Tage haben, die können nicht mitmachen, wir denken, dass das gefährlich wäre: Wer nicht turnen darf, sollte auch besser nicht in Ohnmacht fallen.

Wir machen das schon eine Weile, wer damit angefangen hat, weiß niemand mehr so genau, wir haben einfach angefangen und weitergemacht.

Es ist unser Ausweg aus diesem niedrigen, stickigen Raum, in dem alles noch schlimmer wird, wenn jemand blumiges Deo versprüht. Die schimmeligen Duschkabinen benutzt keine von uns, geschminkt wird nur das Nötigste unter flackernden Neonröhren vor vollgemalten Spiegeln. Unser Ausweg ist ein Kaninchenloch zum Drin-verschwinden, es kann überallhin führen. Unser Ausweg ist willkommen und kostet nichts. Man braucht nur eine Wand und welche, die aufpassen.

Ich lehne mich an, spüre den Puls der Halsschlagader an meinen Fingern, ich drücke fest zu und atme schnell, ich gleite ab und lasse los, dass etwas kracht, kriege ich mit, aber ich bin schon zu weit untergetaucht, als dass ich etwas damit zu tun haben möchte.

Ich tauche und treibe mühelos auf einem tropischen Fluss. Ich höre Stimmen, die mich nicht weiter stören. Ich fühle ein Tätscheln an den Wangen wie mit Palmwedeln und wieder, und es ist jetzt ein festes Tätscheln, das wehtut und eigentlich ein Schlagen ist, was für mich keinen Sinn ergibt, weil sonst alles so friedlich ist, wer sollte da Ohrfeigen verteilen?

Es klatscht immer wieder, ein rohes Brennen blüht auf meinen Wangen, aber ich will noch nicht zurück. Jemand schreit einen Namen in mein Ohr, es ist mein Name, es scheint etwas Ernstes zu sein. In Zeitlupe steige ich aus dem warmen Wasser, nasses Haar klebt mir am Hinterkopf, als sie mich aufrichten. Sie sind hektisch und laut und haben den Lehrer gerufen. Das nasse Haar ist eine Platzwunde, es kommt ein Krankenwagen.

Es stellen sich Fragen nach Absichten. Ich sage, dass es nur ein Spiel ist, dass alle das machen in unserem Alter, aber davon will man nichts gehört haben. Da ich sonst nicht weiter auffällig bin, bleibt mir genaueres Erklären erspart.

Die Wunde ist genäht, eine Gehirnerschütterung nicht ganz ausgeschlossen, man behält mich da bis zum nächsten Tag. Meine Mutter ist sprachlos, mein Vater schaut besorgt, sie bringen mir Dinge zum Übernachten. Meine Bettnachbarin hat Verbrennungen im Gesicht, sie habe Glück gehabt, sagt man ihr.

Ich frage mich, was daran Glück sein soll und wie man sich im Gesicht verbrennt. Vielleicht ein Rauchunfall? Ich habe mir einmal die Wimpern versengt, als ich mir einen Zigarettenstummel wiederanzünden wollte. Das war nicht weiter tragisch, außer dass ich Angst hatte, dass meine Eltern es bemerken und eins und eins zusammenzählen. Ich kämmte mir die Haare ins Gesicht und wartete, dass die Wimpern nachwachsen.

Meine Bettnachbarin redet im Schlaf, was ich erst begreife, nachdem ich sie mehrmals vergeblich gebeten habe, deutlicher zu sprechen. Sie murmelt vor sich hin, und ich liege lange wach.

Ich nehme mir vor, sie zu fragen, was passiert ist, ob es wirklich das Zigarette-anzünden war oder ob es einen Brand gab in ihrem Haus, ihrer Schule oder Arbeit. Es ist schwer zu schätzen, wie alt sie ist.

Das Frühstück ist nicht schlecht, nicht wie in Filmen, wo das Krankenhausessen immer furchtbar schmeckt und es grünen Wackelpudding gibt. Wir bekommen Brot, Marmelade und fettarmen Fruchtjoghurt ohne Stückchen.

Meine Nachbarin liest in einem Büchereibuch, was ich am Einband erkenne, kann den Titel aber nicht entziffern. Ich schlafe noch einmal ein.

Als ich aufwache, ist sie nicht mehr im Zimmer.

Ich warte vorm Stationszimmer auf mein Entlassungsschreiben und höre durch die angelehnte Tür, wie jemand von Säure redet, davon, dass die Opfer schwerste Verletzungen davontragen, dass viele auch erblinden oder das Gehör verlieren.

Sie hat wirklich Glück gehabt!, sagt jemand anderes. Der abgewiesene Verehrer habe schlecht gezielt und nur einen kleinen Teil ihres Gesichts getroffen.

Da zähle ich eins und eins zusammen.

Ich packe meine Sachen und erschrecke, als die Tür aufgeht. Meine Nachbarin schlurft im Bademantel an mir vorbei, um das Fenster zu öffnen.

Starr mich nicht so an, sagt sie. Das ist es doch, was er will, dass alle mich anstarren, weil ich hässlich bin. Er soll nicht kriegen, was er will. Also hör auf damit.

Ich schaue auf meine Schuhe und weiß nicht, was ich sagen soll. Im Türrahmen wünsche ich ihr leise alles Gute, ich denke nicht, dass sie es gehört hat.

Die, die aufpassen sollten, bringen mir Pralinen in Herzform mit. Wir fallen nicht mehr um, wir hören einfach auf damit. Stattdessen essen wir Schokolade hinter der Turnhalle, wir kauen und rauchen gleichzeitig.

6

Die Toilette ist geräumig, Frauen und Behinderte. Neben der Kloschüssel ragen Metallgriffe aus der Wand, es gibt einen Wickeltisch zum Ausklappen.

Ich kann nicht hinsehen, also sehe ich nicht hin, sondern betrachte die Seifenränder auf dem Waschbecken. Ich halte Papiertücher unter den Wasserhahn, um Olga, Svenjas Cousine, das Gesicht abzuwaschen.

Olga kotzt sich die Seele aus dem Leib, Svenja tätschelt ihr den Rücken. Das ist normal, wissen wir, Übelkeit, aber schön ist es nicht. Ich muss selbst ein Würgen unterdrücken, Svenja hält Olga, so gut es geht, die Haare aus dem Gesicht. Ich stehe mit den nassen Tüchern herum und lese den Putzplan, der an einem Klemmbrett neben dem Waschbecken hängt, die Unterschriften sind alle blau und nach rechts geneigt. Olga hat aufgehört, sich zu übergeben, ich reiche ihr die Tücher, Svenja schaut auf die Uhr und flucht. Es sind noch keine drei Stunden seit der Einnahme vergangen, wir müssen also noch einmal in die Apotheke zurück.

Sie könnten uns ohne Rezept leider nicht weiterhelfen.

Wir haben das Rezept erst vor zwei Stunden hier abgegeben.

Der Apotheker, der jetzt Dienst hat, will nichts davon wissen und auch nicht danach suchen. Einmal eingelöst, sei es wertlos.

Wir brauchen einfach nochmal dasselbe, Svenjas Stimme kippt.

Sie hat sich erbrochen.

Svenja zeigt dem Apotheker die betreffende Stelle auf dem Beipackzettel, sie muss die Einnahme wiederholen.

Olga steht stumm dabei, sie sieht sehr mitgenommen aus.

Der Apotheker bleibt hart, dann müsse sie sich ein neues Rezept besorgen.

Die Notaufnahme war vorhin schon gerappelt voll. Das dauert zu lang!

Svenja raschelt mit dem Beipackzettel, sie will ihm den Abschnitt über die Notwendigkeit einer zeitnahen Einnahme zeigen, Innerhalb von zwölf Stunden!

Ihre Stimme ist gefährlich hoch.

Mit einem Ich-weiß-was-da-steht wischt der Apotheker den Zettel weg, das sei nicht sein Problem, wenn wir zu blöd seien, vernünftig zu verhüten. Olga kann nicht vernünftig verhüten, ihre Familie ist sehr gläubig.

Meine Familie interessiert sich nicht für Religion.

Ich rufe meinen Vater an, der nicht da ist. Alles in Ordnung?, fragt meine Mutter, die nicht arbeitet, weil Samstag ist.

Nein, sage ich und überlege, ob das klug ist.

Ihr wartet draußen, sagt meine Mutter, als sie aus dem Auto steigt. Olga sieht immer noch sehr blass aus und trinkt Cola aus der Dose, Svenja hat rote Flecken im Gesicht. Ich würde jetzt gerne rauchen, aber das geht nicht mit meiner Mutter. Es nieselt auf uns herab, wir warten, wie Hunde, die vor Supermärkten angeleint sind. Unsere Haare kräuseln sich, es wird kalt. Vor den Läden ringsherum werden die Werbetafeln und Ständer hereingeholt. Ich wollte noch im Drogeriemarkt Ringe anprobieren.

Meine Mutter kommt aus der Apotheke, die weißlila Packung in der Hand, eine große Verpackung für eine einzige Tablette, Olga ist sichtlich erleichtert und schluckt sie sofort mit dem Rest Cola herunter.

Im Auto sucht meine Mutter eine Plastiktüte aus dem Handschuhfach und hält sie Olga hin. Für alle Fälle. Sie darf vorne sitzen.

Diesmal bleibt alles drin.

Meine Mutter wird bei ihrer Gynäkologin einen Termin für mich ausmachen, um mir etwas Vernünftiges verschreiben zu lassen. Dabei habe ich gar keinen Sex. Auch keine Aussicht darauf.

7

Es blutet, aber tut nicht weh. Nicht so weh wie erwartet.

Ich habe mich auf das Schlimmste gefasst gemacht und vorsorglich an den Armlehnen des Zahnarztsessels festgekrallt, den Blick auf die Kinderzeichnung eines Hundes an der Wand gerichtet. Das Papier ist schon leicht vergilbt, ich frage mich, wie alt das Kind jetzt wohl ist und ob es diesen Hund wirklich gibt.

Es blutet, der Arzt drückt einen Tupfer auf meinen Bauchnabel, damit es aufhört, und erklärt mir Dinge zur Wundversorgung. Der Hund ist blau und trägt ein rotes Halsband mit Leine, die nirgendwohin führt. Sie hängt einfach in der Luft.

Mit seinem langgezogenen Körper erinnert der Hund an einen Dackel, aber die Ohren stimmen nicht, sie sind zu kurz.

Der Arzt ist eigentlich Zahnarzt und macht das nebenher, meine halbe Schule war schon hier. Er nimmt es nicht so genau mit dem elterlichen Einverständnis, man muss ihm zwar etwas Schriftliches vorlegen, aber da er die Unterschriften unserer Eltern nicht kennt, ist das reine Formsache.

Svenja trägt einen Zungenstecker, wegen dem sie tagelang kaum sprechen und bloß Eiswürfel lutschen konnte und jetzt noch dünner ist als ohnehin. Olga hat sich die rechte Brustwarze durchstechen lassen.

Sie hätte eigentlich lieber einen Ring durch den Bauchnabel gehabt wie ich, und an ihrem Bauch, der im Gegensatz zu meinem richtig flach und muskulös ist, würde das auch großartig aussehen, doch ihr Busen ist der einzige Körperteil neben ihrem Schambereich, den ihre Eltern nicht stichprobenartig auf Knutschflecke untersuchen. Sie muss dann im Bikini in der Küche stehen, da dort das Licht gut ist, und sich drehen, damit den elterlichen Blicken kein Zentimeter Haut entgeht. Im Badezimmer wäre das Licht noch besser, aber darin ist es zu eng für drei.

Ich muss mich einmal im Jahr in der Dermatologie ausziehen, zur Leberfleckkontrolle, weil ich so helle Haut habe. Olga muss ein- bis zweimal pro Woche halbnackt in der Küche antanzen.

Sobald ein Junge, mit dem Olga geht, Anstalten macht, mit seinem Mund länger als nötig an ihrem Hals oder Bauch zu verharren, oder gar versucht zuzubeißen, wird sie fuchsteufelswild. Sie ist für vieles zu haben, aber dafür nicht.

Es blutet und entzündet sich. So stark, dass ich zum Zahnarzt zurückkehre, ich klingle vergebens.

Die Praxis ist geschlossen und wird es bis auf Weiteres bleiben, der Arzt hat es nicht nur mit der Sterilität bei den Steckern nicht so genau genommen.

Die Entzündung verschlimmert sich, bis ich den Ring selbst entferne, was eine Heidenfummelei ist mit Blut und Eiter.

In der Zeitung steht, dass der Zahnarzt verklagt wurde, da es in seiner Praxis durch mangelnde Hygiene in mehreren Fällen zu HIV-Infektionen gekommen sein soll.

Die Beratung geht schnell, da ich noch Jungfrau bin und nicht wissen konnte, dass der Arzt ein Pfuscher war. Ich soll ein paar Broschüren mitnehmen und in sieben Tagen für das Ergebnis wiederkommen.

Mein Vater wird mich von der Beratungsstelle abholen, er wird denken, ich sei in der Bücherei gewesen. Dass ich keinerlei Bücher bei mir trage, dafür aber einen Stapel Flyer, wird er bemerken, aber nach kurzer Überlegung nicht weiter kommentieren.

Mein Vater wird mich nach einer Woche wieder abholen. Trotz der Büchertasche, an die ich diesmal gedacht haben werde, wird er angespannt wirken, als ich einsteige, und das Radio erst einschalten, nachdem er meine Erleichterung registriert hat.

Aus dem Autofenster werde ich eine blauschwarze Bulldogge auf der Straße sehen und an das Zahnarztkind denken: So einen Hund hatte es zu zeichnen versucht.

8

Was machst du, wenn deine Kinder Frauen werden?
Wenn deine Kinder Töchter sind und Frauen werden,
was machst du dann?
Wenn deine Töchter keine Kinder bleiben wollen
(wie du insgeheim hofftest),
sich aber immer noch so aufführen.
Wenn sie nicht begreifen wollen,
dass ihre neuen Kurven mit Sex aufgeladen
andere zum Angreifen einladen.
Dass sie nicht mehr nackt vorm Fenster flanieren können,
ohne dass sich Nachbarn Dreckiges denken
und die Nacken verrenken.
Dass sie die Aussicht auf sich versperren müssen,
die gottverdammten Vorhänge zuziehen,
wenn sie sich ausziehen (Wozu hast du die Jalousien angebracht?).
Sie mögen ihre Zimmer abdichten,
das Licht abdunkeln und runterdimmen,
um die fremde Begierde einzudämmen,
bevor sich Frivoles einstellt.

Was machst du, wenn sie erhobenen Hauptes
und schnellen Schrittes,
brüstewippend,
auf hohen Hacken die Straße auf und ab klappern,
als gehörte sie ihnen,
statt den Blick zu senken, die Arme zu verschränken,
um vom Busen abzulenken?

Sie denken sich nichts dabei.
Stolzieren an Baustellen vorbei,
als trügen sie keinen forschen Vorbau vor sich her,
der Arbeiter ablenkt und anfeuert,
Worte auf sie abzufeuern, die ihre Wangen brennen lassen
und ihnen Beine machen, wenn sie Bein zeigen.
(Und das tun sie, egal wie stummelig und pummelig sie sind)
Die Arbeiterschaft hat Komplimente für alle,
nicht nur für die Hübschen.

Was machst du, wenn ihnen das über die trotzigen Köpfe wächst
und sie weinend heimkommen,
aufgebracht ob der Aufmerksamkeit, die ihnen zuteil kam,
was machst du dann?

Wenn übertriebene Tränen ihre überraschten Gesichter übersähen,
dicke Schminke aufwühlen
und in dreckigen Rinnsalen einen Weg
die fleckigen Wangen herabfinden,
was machst du dann?

Drückst du sie an dich und tröstest
die aufgelösten Gören?

Eine gewisse Gewöhnung kann nicht schaden.
Ertragen lernen werden sie müssen,
Vorsicht ist besser als alles andere,
aber abzuwenden vermag keine das,
was mit dem Frauwerden einhergeht.
Wenn sie es nicht schätzen, müssen sie sich schützen:

Verschlüsse sind hochzuziehen,
die Röcke hinunter (vielleicht nicht mehr bis über die Knie wie bei
dir damals, aber sicher tiefer, als was heutzutage als Rock durchgeht),
nicht zu züchtig (man soll sie ja nicht für eine Nonne halten oder
eine Männerhasserin),
aber anständig genug, um den Mut
der Zuschauenden nicht anzustacheln,
sondern ihren anzüglichen Anflügen standzuhalten.
Eine Rüstung gegen Rufe von Gerüsten herab,
oder aus Baugruben hinauf,
bis die Jugend verblasst
und die Ruhe sich von selbst einstellt.

9

Verstohlen krame ich in meinem Rucksack. Der Plastikbehälter, in dem ich heute Morgen Milch mit Pulver gemischt habe, dient auch als Trinkbecher. Ich habe ihn in eine kleine Kaufhaustüte gesteckt, falls etwas ausläuft und damit nicht alle sofort Bescheid wissen. Der Becher war beim Kauf eines Doppelpacks als Geschenk mit dabei. Mit einem zerbrechlichen Plastiklöffel misst man das Pulver ab, lässt es in die fettarme Milch plumpsen und drückt dann den Deckel auf den Becher zum Schütteln. Man muss Ausdauer aufbringen, sonst bilden sich Klumpen oder das Pulver setzt sich einfach wie aufgewirbelter Sand am Meeresboden ab.

Von der vernünftigen Verhütung, die mir verschrieben wurde, habe ich Kopfschmerzen bekommen.

Versuchen wir eine andere!

Meine Mutter und die Ärztin schienen entschlossen.

Von der Zweiten bekam ich schlimme Akne.

Ich wickelte meine Fingerspitzen mit Klopapier ein, um die eitrigen Pusteln auszudrücken, ich fand es zu eklig, sie direkt zu berühren.

Die Ärztin fand das ungewöhnlich: Im Normalfall wird die Haut besser.

Das sagte sie fast vorwurfsvoll, als würde ich mit Absicht aus der Reihe tanzen, als würde ich nicht allzu gern ein Normalfall sein.

Versuchen wir noch eine andere!

Sie wollten nicht aufgeben.

Die Dritte ließ mich so stark zunehmen, dass ich auch Wochen nach dem Absetzen die Knöpfe meiner Hosen nicht wieder zubekam.

Ich quäle mich, Runden im Park zu laufen, und zwinge mich zu Turnübungen in meinem Zimmer.

Immer wenn ich im Park auf bekannte Gesichter stoße, schaue ich zu Boden und schwöre, nur noch spät nachts joggen zu gehen, was ich nicht tue, weil es zu gefährlich ist.

Auf einem abendlichen Heimweg von Svenja hatte ein Mann versucht, mich ins Gebüsch zu zerren. Ich hatte Musik gehört und seinen Arm zuerst für einen Ast gehalten, der meine Schulter streift. Es war aber ein Arm, der versuchte, mich festzuhalten. Der Arm war stark und sagte etwas, das ich nicht hören konnte, obwohl ich die Kopfhörer verloren hatte. Es rauschte in meinen Ohren.

Lass das, hörte ich mich rufen, mit einer schrillen Stimme, die mich selbst überraschte.

Ich weiß nicht, warum ich den Arm duzte. Ich schlug gegen den Arm, den ich mir weiterhin als Ast vorzustellen versuchte, damit es weniger schlimm war. Aber der Ast brach nicht, sondern zerrte weiter an mir. Mit einem Fuß stand ich noch auf dem Gehweg, mit dem anderen schon im Gebüsch. Da begann ich zu treten, ich trat nach dem Mann, zu dem der Arm gehörte und den ich im Dunkeln kaum sah. Der Griff lockerte sich, und ich rannte los und drehte mich nicht um, bis ich zu Hause war.

Ich erzählte meinen Eltern nichts, damit sie sich keine Sorgen machen und weil ich ihnen auch sonst nichts erzähle.

Ich mied diesen Weg eine Weile. Jetzt trage ich meinen Schlüsselbund wie einen Schlagring, wenn ich abends unterwegs bin, die Schlüssel zwischen den Fingern der zur Faust geballten Hand.

Ich werde mir im Supermarkt Pfefferspray kaufen, das neben den Zigarettengittern an der Kasse hängt. Es sieht aus wie eine Dose Haarspray, Deo oder Rasierschaum, nur kleiner und in Schwarz mit roter und gelber Schrift.

Ich werde die Dose in der Handtasche tragen und vergessen, bis das Haltbarkeitsdatum abgelaufen ist.

Ich hätte gerne eine dunkle Dogge, dann könnte ich so tun, als sei der Bewegungsdrang des Tiers der Grund für mein Gerenne. Außerdem würde es mich beschützen.

Ich kann nicht zugeben, dass ich abzunehmen versuche.

Es kämen Fragen nach Erfolg und Eitelkeit.

Man muss bei allem immer so tun, als wäre es von Natur aus so.

Ich müsse meine Ernährung umstellen, zusätzlich zum Sport, hatte meine Mutter mir geraten, die als einzige davon weiß, weil sie dabei war, als ich in der Praxis auf die Waage steigen musste. Sie schlug mit der Ärztin im Chor Alarm: Übergewicht, das müsse wieder runter! Meine Mutter ist ein Strich in der Landschaft, also vertraue ich ihr in dieser Frage.

Ich raschle mit meiner Plastiktüte herum wie eine Pennerin und bringe es nicht über mich, mein Getränk auf dem Pausenhof auszupacken.

Hinter einer der vollgekritzelten Türen setze ich mich auf den geschlossenen Klodeckel, um dort meinen Shake zu trinken, der nach Schokolade schmecken soll. Erdbeeren mag ich nicht und der Geruch von Vanille war mir zu süß.

Man solle genussvoll und langsam trinken, heißt es auf der Packung, was schwer ist, wenn es nach Pisse stinkt und ständig jemand gegen die Tür klopft.

In der Grundschule hatte ein Mädchen aus der Parallelklasse einmal versucht, mich zu zwingen, das Toilettenwasser zu trinken. Sie war größer und stärker als ich, mühelos drückte sie meinen Kopf in die fleckige Schüssel und befahl mir, den Mund zu öffnen. Ich schloss die Augen und harrte aus. Ich atmete durch die Nase und schwor Rache. Als sie mich endlich losließ, spuckte ich ihr ins Gesicht. Sie war so überrascht, dass ich wegrennen konnte.

Die anderen denken bestimmt, dass ich kotze. Wir denken auch als erstes ans Kotzen, wenn sich jemand zu lange auf dem Klo einschließt und es kein Liebeskummer ist.

Alle denken, ich kotze, also versuche ich es, wenn es sowieso schon alle denken.

Dann könnte ich wieder normal essen und die fade Milchmischung sausen lassen. Ich knie mich vor die Schüssel und stecke mir den Finger in den Hals, ich habe die Ringe der rechten Hand abgenommen und auf der Plastiktüte am Boden ausgebreitet wie Talismane, heilige Reliquien, die das Ritual mit ihrer Kraft segnen.

Ich bohre so tief ich kann in den weichen Gaumen, kratze mit dem Nagel an der Rachenschleimhaut herum, konzentriere mich auf den Uringeruch, aber mehr als ein kleiner Rülpser kommt nicht heraus. Ich stelle mir vor, wie die bräunliche Mischung aus Magensäure und den Resten des Frühstücksshakes in die Schüssel schwappt, ich huste, nichts.

Ich stehe auf.

Ich wasche meine Hände und ziehe den Schmuck wieder an. Ich nehme mir vor, weniger zu rauchen, damit ich keine gelben Flecken an den Fingern bekomme. Meine Hände sind das Einzige, was ich an mir mag.

10

Ich verstecke den Rasierer auf dem Weg in den Duschraum. Ich trage das Handtuch immer so weit über dem Handgelenk, dass er darunter verschwindet. In der Kabine drehe ich mich dann in die Ecke und hoffe, dass niemand guckt. Die Vorhänge schließen nicht richtig.

Ich kenne die Regeln, aber ich verstehe sie nicht. Ich muss täglich rasieren und gehe fast täglich schwimmen. Ich kann nicht ein zweites Mal zu Hause duschen, das hält meine trockene Haut nicht aus.

Ich hatte mich für einen Kurs im Kraulschwimmen angemeldet, nach den ersten paar Tagen war ich schwer erkältet. Ich habe trotz Erkältung weitergemacht und trotz Angst, mein Rotz würde für alle sichtbar in gelben Klumpen auf dem Chlorwasser treiben. Alle paar Bahnen musste ich die Leiter hochklettern, um mir die Nase zu putzen.

Der Kurs ist vorbei, ich fahre immer noch ins Schwimmbad. Ich feile an meiner Technik, die schlecht ist.

Der Bus hält direkt vorm Eingang, doch ich fahre Fahrrad, dann bin ich schon warm. Ich nehme immer denselben Spind, die passende Münze dafür habe ich schon in der Jackentasche. Wenn er nicht frei ist, lese ich das als schlechtes Zeichen. Dann schwimme ich zwei Bahnen extra, um das Unglück abzuwenden. Ich schwimme vier Bahnen extra, wenn es so stark geregnet hat, dass ich doch den Bus nehmen musste. Ich kenne die Kassenleute, ich weiß, wer wann Dienst hat. Die Netten grüßen freundlich und erzählen von ihren Kindern in meinem Alter, sie verschätzen sich immer. Die Knurrigen knurren kurz oder erwidern nichts. Alle hören Schlagerradio. Mich würde es wahnsinnig machen, den ganzen Tag zu sitzen.

Im Schwimmbad rasiere ich die Achselhöhlen und Beine. Die Schamhaare entferne ich zu Hause mit rosa Wachs, den man in der

Mikrowelle warm machen und dessen Temperatur testen muss, als wolle man ein Baby damit füttern.

Als ich klein war, habe ich mir auf langen Autofahrten die Haare auf den Armen mit einer Bastelschere abgeschnitten. Später habe ich meine Arme rasiert, vom Handgelenk bis zu den Oberarmen, ich musste sie mehrmals täglich trocken nachrasieren, mit einem Einwegrasierer, der immer ganz zuunterst in meinem Schulrucksack lag. Einmal habe ich mir im Mathematikunterricht daran den Zeigefinger geschnitten, als ich nach meinem Geodreieck suchte, um eine Punktspiegelung zu zeichnen.

Olga hat sich an ihrem Geburtstag damit die Augenbrauen abrasiert, um sich schönere mit einer Schablone zu schminken. Sie hatte Freistunde und ist uns besuchen gekommen, ihre Schule ist nicht weit entfernt. Sie hat in der Raucherecke auf uns gewartet mit einer Dose Cola in der Hand und einem entschlossenen Ausdruck im Gesicht. Svenja und ich sind ihr auf die Damentoilette gefolgt und standen staunend daneben, als sie nach meinem Rasierer gefragt und vor dem Spiegel des Schulklos kurzen Prozess gemacht hat.

Ihr Versuch, uns zum Schwänzen der Deutschstunde zu überreden, Zur Feier des Tages!, ist an Svenja gescheitert, die Deutsch liebt und immer alle Bücher gelesen hat, freiwillig. Olga mag lieber Naturwissenschaften, sie kann das Periodensystem auswendig. Sie schreibt nur Einsen, obwohl sie oft fehlt. Ich mogle mich überall durch, in Englisch bin ich gut und in Kunst.

Olga ist also zurück in den Unterricht an ihrer Schule, wo ihre neuen Augenbrauen für Aufregung sorgten, da es eine religiöse Schule ist.

Zu Hause gab es dann noch mehr Aufregung, und sie hat trotz Geburtstag zwei Wochen Hausarrest bekommen. Ihre Eltern haben sie krankgemeldet. Als sie wieder zurück in die Schule durfte, war fast alles wieder nachgewachsen.

Meine Arme rasiere ich nicht mehr, ich habe es mit Aufhellen versucht, aber das Färbemittel hat nicht viel getan, außer rote Flecken auf der Haut zu hinterlassen. Svenja hat es gut, sie ist blond, überall. Dafür bekommt sie leicht Sonnenbrand, einmal sogar im Solarium. Ich werde nie braun, egal, was ich anstelle.

Das Handtuch hänge ich über die Stange und drehe das Wasser auf. Ich seife mich ein und rutsche ab. Die Klinge gräbt sich in die Haut meiner Fessel. Ich sehe das Blut kreiselnd in den Abfluss schlingern. Es ist ein langer, tiefer Schnitt über der Achillessehne, es brennt höllisch und hört nicht auf zu bluten. Ich schaue dem Blutstrom zu und weiß nicht, was tun.

Draußen raschelt jemand mit einer Plastiktüte, der Reißverschluss einer Kosmetiktasche zischt, dann Stille. Sie steht vor meiner Kabine und rührt sich nicht. Wartet sie auf mich? Es sind genug andere Duschen frei.

Kann ich Ihnen helfen?

Ich antworte nicht.

Sie bluten.

Ich weiß, sage ich. Kleinen Moment.

Haben Sie sich verletzt?

Kleinen Moment.

Ich muss das Bein noch fertig rasieren. Und das andere. Und die Achselhöhlen. Und die Haare waschen.

Was ist denn passiert?

Ich habe mich geschnitten, murmle ich.

Geschnitten? Woran denn? Ach so.

Die Frau kennt die Regeln auch.

Zeigen Sie mal.

Ich öffne den Vorhang ein wenig und strecke ihr mein blutiges Bein entgegen.

Ich sollte ein Pflaster in der Handtasche haben.

Die Frau verlässt den Duschraum, und ich versuche, um den Schnitt herum zu rasieren. Was schwer ist, da meine Hand zittert. Das Blut läuft und läuft.

Die Frau ist zurück.

Ich gebe auf und komme heraus. Ich trockne das Bein so gut es geht ab, sie hält mir ein Pflaster entgegen. Ich klebe es auf und wickle mir das rot gefleckte Handtuch um den Körper. Das Pflaster ist sofort vollgesogen.

Ich hole jemanden vom Personal!

Die Frau klingt besorgt.

Das Personal ist knurrig und schimpft, dass kosmetische Behandlungen wie Haarentfernung in den Duschräumen untersagt seien. Das verstopfe die Abflüsse.

Ich entschuldige mich und bekomme zur Belohnung eine Mullbinde in die Hand gedrückt. Ich wickle sie so fest wie möglich um meinen Knöchel und ziehe mich an.

Es zwickt beim Fahrradfahren.

Ich werde nicht mehr ins Schwimmbad gehen, obwohl ich noch drei Mal frei habe auf der Zehnerkarte.

11

Es brennt zwischen den Beinen.

Man muss vorsichtig sein.

Wir sind vorsichtig.

Wir feiern, dass Olgas Zimmertür nicht ausgehängt wurde.

Nachdem sie mehrmals verspätet von der Schule heimgekommen war, weil sie mit ihrer neuesten Eroberung im Gebüsch rummachte, und ihre lauen Ausreden – Baustelle, Umleitung, Umweg – bei ihren Eltern keinen Anklang fanden, beschlossen sie: Wenn sie ihr nicht vertrauen könnten, müsse mehr Transparenz her. Und damit meinten sie ungehinderten Einblick in Olgas Zimmer. Warum sich ihre Eltern letzten Endes gegen diese Maßnahme entschieden haben und sie mit einer Woche Hausarrest haben davonkommen lassen, ist unklar. Vielleicht war es ihnen doch zu viel Aufwand. Und wohin dann mit der Tür?

Der Keller ist das Gegenteil von trocken, alles, was man darin lagert, beginnt nach wenigen Tagen zu schimmeln. Wir haben es selbst ausprobiert, mit meinem Französisch-Wörterbuch. Vielleicht konnte Olga sie auch durch ihre neue Pünktlichkeit beschwichtigen? Sie hatte genug von der Eroberung gehabt und sie wieder in den Wind geschossen.

Wir wissen es nicht und wollen es auch nicht wissen, wir wollen feiern.

Und das tun wir auf die einzige Art und Weise, wie das in Olgas Zimmer geht.

Und zwar so: Olga fummelt am Plattenspieler herum, sucht ein passendes Album und reguliert die Lautstärke exakt so, dass man uns nicht so sehr kichern hört, wir aber immer noch merken, wenn jemand hereinkommen will. Olgas Eltern halten nicht viel davon anzuklopfen. Wenn wir da sind, was sie nicht gerne sehen, aber zulassen müssen, da Svenja zur Verwandtschaft gehört, ringen sie sich dazu durch, sich anzukündigen, bevor sie Olgas Zimmer betreten.

Olga sitzt beim Plattenspieler, der ihr heilig ist. Wir dürfen ihn nicht anfassen, geschweige denn bedienen. Svenja sitzt an der Tür und passt auf, ich sitze in der Mitte und tunke Tampons in den Wodka, den ich in einer braunen Saftflasche hereingeschmuggelt habe. Das Etikett, auf dem eine aufgeschnittene Orange abgebildet ist, hängt längst in Fetzten.

Ich kippe den Flascheninhalt in Olgas mit Bibelversen bedruckten Stiftebecher, das hässliche Geschenk einer Patentante, dann lege ich darin drei Tampons ein. Ich habe die kleinste Größe gekauft, da sie vollgesogen unheimlich aufquellen und wir müssen die Dinger ja irgendwie noch hineinkriegen.

Wir liegen auf Olgas Bett und hauchen uns gegenseitig an: keine Fahne, die uns verraten könnte.

Pfefferminzpastillen nützen nichts. Es ist wie mit Menthol-Zigaretten, man riecht trotzdem nach Nikotin, bloß mit einem Hauch Minze obendrauf.

Wir brauchen keine Minze.
Wir brauchen nichts.
Wir haben uns, wir halten uns an den Händen.
Wir könnten kreischen, tun wir aber nicht.
Wir halten uns gegenseitig den Zeigefinger an die Lippen.
Wir sind klug.
Wir sind unbesiegbar.
Wir machen uns keine Sorgen,
wir grinsen einfach in uns hinein
uns fällt nichts mehr ein,

an was wir denken müssten.
Wir wollen feierlich vergessen,
was uns nicht gefällt.
Wir fühlen uns weich und flauschig.
Wir spüren uns bis in die Haarspitzen,
die wir uns genauer ansehen
und auf Spliss untersuchen,
den wir finden
und der uns ausnahmsweise
nicht im Geringsten stört.
Wir sind schön.
Wir greifen uns in die Haare, in die Gesichter.
Wir stupsen uns mit den Füßen, bis Svenja fast vom Bett fällt.
Svenja wird schwerfällig, wenn sie betrunken ist.

Einmal war sie beim Sonntagsfrühstück noch so besoffen, dass sie gegen den Kühlschrank gelaufen ist. Ihren Eltern hat sie vorgespielt, dass sei Absicht gewesen, ein Scherz. Zum Glück ist sie eine gute Schauspielerin und ihre Eltern sehr gutgläubig.

Wir hören ein Geräusch.
Svenja geht auf Position.
Olga und ich schlagen Bücher auf
und verstecken unser Grinsen darin.
Olgas Mutter kommt herein
mit einem Teller voll Apfelschnitze
und merkt nichts.
Wir sind ganz sicher
von einem unsichtbaren Schutzzauber umgeben.
Glasklar und ehrlich

kommt er daher
ohne Kalorien
oder Umwege über die Leber.

Olga wird später einmal fluchen über die verrückten Kinder, die mit Alkoholvergiftung in die Notaufnahme eingeliefert werden und bei denen das Magenauspumpen nicht hilft.

II

12

Wir recken die Köpfe und strecken unsere Gesichter der Sonne entgegen.

Wir haben Zeit.

Svenja ist auf der Suche nach Kostümen für ihr Vorsprechen an der Theaterhochschule.

Sie hat genaue Vorstellungen und wühlt sich durch etliche Kisten.

Wir lassen sie machen und schauen in die Sonne. Wir gucken uns bunte Lampen und antike Spiegel an. Wir halten Ausschau nach knallengen Skijacken, nach bodenlangen Fellmänteln und großen Sonnenbrillen, weil die wieder modern sind.

Ich probiere Silberringe, Olga steht über ein antikes Mikroskop gebeugt und trägt eine Soul-Platte unter dem Arm.

Svenja hat ein langes, wallendes Kleid gekauft, das müffelt.

Ich verstehe nicht, warum sie nicht ihre eigenen Sachen anbehalten kann, wenn sie vorspielt. Es geht ja darum, wie sie spielt, und nicht darum, wie sie aussieht.

Dafür gibt es Kostümleute, die einem etwas auf den Leib schneidern, wenn es sein muss.

Olga findet das Kleid auch hässlich, Svenja will davon nichts hören. Es passe perfekt zu dieser einen Rolle.

Es geht um das Gefühl beim Tragen.

Erklärt sie uns.

Man bewege sich doch völlig anders, je nachdem, was man anhabe.

Ich denke daran, wie ich auf hohen Schuhen herumstolpere.

Es ist schwer, gute Rollen zu finden, Svenja hat stapelweise ihre gelben Heftchen durchforstet, um ein paar Stellen zu finden, in denen

Frauen Monologe halten. Die, die sie nun ausgesucht hat, haben es in sich.

Es geht um eine als Knabe verkleidete Zwillingsschwester, die ein Liebeschaos auslöst, eine geopferte Tochter, die auf einer Insel ausharren muss, und eine verliebte Amazone, die im Gefecht ihren Freund getötet hat. Ringe werden gefunden, Schicksale beklagt und Schlachten nacherzählt.

Das Kleid wird zu einer Art Toga umfunktioniert, für die ausgesetzte Tochter in Versmaß, eine griechische Tragödie.

Für die Amazone hat sie ein Kettenhemd aufgetrieben, das wahnsinnig viel wiegt. Das gefällt Svenja besonders, dass es so schwer ist, sie müsse gegen das Gewicht des Kostüms ankämpfen, wie die Figur gegen ihre Gefühle.

Die Schwere des Kettenhemdes zwinge sie immer, die Spannung zu halten.

Sie erzählt uns von einer berühmten Operndiva, die die Hauptrolle in der Verfilmung einer anderen griechischen Tragödie übernommen hatte.

Ihr Kostüm soll mehr gewogen haben als sie selbst!

Der Regisseur habe die sonst für ihre Allüren bekannte Sängerin hoch gelobt, sie sei am Set eine kleine Soldatin gewesen.

Die männliche Hauptrolle wurde von einem damals sehr berühmten Sportler übernommen, der gerade zwei Weltrekorde im Dreisprung aufgestellt hatte, danach aber keine weiteren Filme drehte. Sein Kostüm bestand mehrheitlich aus luftigen Leibchen und knappen Shorts.

Ich werde mir diesen Film einmal nachmittags im Programmkino anschauen und sehr beeindruckt sein.

Svenja nimmt das Als-Junge-verkleiden sehr ernst. Hosenrolle heißt das im Theaterjargon, der vermutlich aus einer Zeit stammt, in der Frauen noch keine Hosen tragen durften. Vieles am Theater scheint veraltet zu sein. Frauen tragen nie Brillen, nur wenn sie Lehrerinnen oder Sekretärinnen sind, und dick sind sie auch nie, es sei denn, sie spielen die lustige Amme. Die lustige Amme ist dann aber auch immer ein wenig vulgär. Schöne Frauen sind nie lustig, und klug sind höchstens die Lehrerinnen, die keinen Mann finden, weil sie eine Brille tragen, und alle sind immer weiß und immer so weiter.

Sie nimmt es so ernst, dass sie sich den Busen abbindet. Zwei Sport-BHs übereinander machen ihn nicht flach genug, wir müssen helfen, sie zieht die BHs aus und reicht uns eine breite Mullbinde. Wir sind peinlich berührt, als sie sich Babypuder auf die Brüste streut und mit den Händen verteilt. Das hat sie so gelesen. Wir wickeln im Uhrzeigersinn um sie herum, sie hält sich im Türrahmen fest, damit wir den Verband richtig strammziehen können.

Kriegst du noch Luft?

Als wir fertig sind, knöpft sie zufrieden das karierte Hemd zu, das sie auch auf dem Flohmarkt gekauft hat.

Kein Busen zu sehen.

Ich mag Busen, sagt Svenja, meinen und andere.

Olga und ich rollen mit den Augen, wenn sie so redet.

Aber ohne ist es auch sehr angenehm, fährt Svenja fort.

Keine Angriffsfläche, im wahrsten Sinne des Wortes. Und es stört nicht beim Springen!

Svenja hüpft demonstrativ auf und ab.

Olga zieht sich die beiden Sport-BHs über.

Nicht schlecht.

Du musst auch!

Ich lasse mir auch einen Wickel anlegen, Olga ist rabiat, obwohl mein Busen geschrumpft ist, seit ich dünn bin, und sie gar nicht so viel Kraft hineinlegen müsste.

Es juckt mich, aber ich kratze nicht.

Wir laufen im Quartier herum, und es fühlt sich wirklich gut an.

Obwohl alles abgequetscht ist, sind wir frei.

Wie die Gorillas stolzieren wir noch ein paar Blocks.

Später am Theater wird sich Svenja den Busen nie abbinden müssen. Im Gegenteil. Sie wird völlig grundlos in einem weißen Nachthemd in einen Wasserbottich steigen müssen, im Minirock Leitern hochklettern und barbusig auf Stöckelschuhen über ein Kartoffelfeld laufen.

13

Wir lernen, wie man Fleisch serviert.
Wie man Gemüse nachlegt.
Wie man Wein entkorkt.
Wie man Krümel beseitigt.

Wir lernen, was gepflegt bedeutet.
Welche Schuhe wir anziehen dürfen.
Welche nicht. (Die Damen bitte einen leichten Absatz, nicht zu viel, aber auch nicht völlig flach).
Wie wir die Haare tragen sollen.

Wie man Teller auf dem Unterarm balanciert.
Wie man Gläser poliert.
Wie man Tropfen verhindert.

Wir bekommen weiße Plastikmappen ausgehändigt, in denen das alles noch einmal schriftlich festgehalten ist. (Zum Nachschauen im Notfall, wir sollten das auswendig wissen.)

Wir werden die Einsatzpläne per E-Mail erhalten.
Wir werden kein Trinkgeld annehmen dürfen.
Es wird auch mal länger dauern als gedacht, warnt man uns.
Wer Auto fahren kann, wer ein Auto besitzt, will man wissen, Fahrgemeinschaften sind ein Thema.
Unser Einsatzort wird manchmal weit ab vom Schuss sein. Man müsse ja noch nach Hause kommen.

Mit Parfüm ist zu sparen.

Ein Deospray in der Handtasche ist zu empfehlen, ein Antitranspirant vielleicht, bitte nicht zu blumig.

Svenja fragt, ob sie ihren Nasenring herausnehmen muss, muss sie nicht, weil er dezent ist. Sie ist ein Grenzfall, sie ist die Ausnahme von der Regel.

In meiner Handtasche findet sich kein Deo, ich schwitze kaum noch.

Kaugummis habe ich immer dabei, aber Kaugummikauen dürfen wir nicht.

Ich bin immer gepflegt. Mittlerweile bin ich so dünn wie Svenja.

Das ist auch der Grund, warum sie uns beide anfragen.

Für einen speziellen Einsatz.

Wir sollen keine Teller anreichen, sondern Preise.

Es geht um die Ehrung der besten Werbekampagnen des Jahres, zwei Hostessen werden gesucht, um den Moderator zu unterstützen. Der Stundenlohn ist weitaus besser als der fürs Servieren, die Arbeitskleidung wird eine andere sein.

Mitbringen müssen wir einen trägerlosen BH, einen String-Tanga und hohe Schuhe, zwölf Zentimeter, mindestens.

Den BH borge ich von der Schauspielerin, den Tanga kaufe ich im Dreierpack.

Die Schuhe sind teuer, ich würde nie so viel Geld ausgeben, also lasse ich die Aufkleber unter der Sohle.

Bei der Anprobe sagt Svenja: Bauch einziehen, was eine Floskel ist, denn ich habe keinen Bauch mehr und sie hatte noch nie einen. Für sie ist das cremefarbene Kleid vorgesehen, weil sie blond ist, für mich das schwarze. Die Kleider sind asymmetrisch geschnitten und bedecken nur eine Schulter, wie eine sehr kurze, sehr enge Toga.

Zwei Stunden vor Beginn sollen wir am Einsatzort, einer Mehrzweckhalle, erscheinen, für Maske und Einführung.

Die Maske ist eine Rentnerin aus der Modebranche, wie sie sagt. Sie ist nicht zimperlich. Sie ruckt und zupft an uns herum, richtet unsere Gesichter.

Meine Lider beginnen zu flattern, wenn sie sich nähert.

Ich bin ein schwieriger Fall.

Die Maske muss hart durchgreifen, mit der linken Hand hält sie mein Kinn fest, mit der rechten meine Stirn.

Meinen Kopf fixiert, macht sie sich daran, mit einem Stift zwischen den Fingerspitzen mein rechtes Augenlid zu bemalen. Ich kämpfe gegen den Impuls, mich in den Nacken zu werfen, spanne alles an, spreize die Zehen, presse die Lippen aufeinander, bis sie fertig ist. Dann sucht sie nach einer anderen Farbe für mein Unterlid, ich soll nach oben schauen.

Die Maske schimpft vor sich hin, dass sie das noch nie erlebt hat, dass sich eine junge Frau derart anstellt, bei der Schauspielerin geht es dann ganz einfach und schnell. Die Maske ist versöhnt. Sie lässt uns eine Dose Puder da.

Zum Auffrischen!

Und wünscht uns viel Glück.

Wir können uns kaum ansehen, ohne zu lachen. Unsere Haare sind wüst toupiert, unsere Augen dick beschichtet, die Lippen glänzen wie gelackt.

Die falschen Wimpern kitzeln, wenn wir blinzeln.

Wir können in den Schuhen nicht richtig laufen. Und wir werden viel laufen müssen, nämlich eine kleine Treppe zur Bühne rauf und runter. Immer wieder.

Jeder Preis wird einzeln übergeben, erklärt man uns. Es gibt endlos viele Kategorien. Der Moderator wird in der Mitte stehen, die jeweiligen Gäste links und wir kommen von rechts.

Man zeigt uns die Preise, die kleine silberfarbene, würfelförmige Klötze sind, die wir hinter der Bühne von einem Tablett nehmen, kurz mit einem Stofflappen aufpolieren müssen, Auffrischen!, kichern wir, und dann zur Überreichung hochtragen.

Das proben wir, beim Treppensteigen rutschen uns die Kleider fast über den Arsch.

Die Würfel sind unheimlich schwer, ich stelle mir vor, wie weh es tun muss, wenn einem so einer auf den Fuß fallen sollte.

Mir ist einmal der Glasbehälter eines Mixers beim Abtrocknen auf den Fuß gefallen, der sofort blau geworden und geschwollen ist, ein Teil des Blutergusses ist nie mehr weggegangen, rote Flecken wie ein Sonnenbrand.

Wochenlang hat es beim Staubsaugen geklickert von den winzigen Scherben.

Svenja ist ein wenig sicherer auf den Absätzen als ich, außerdem muss sie Bühnenerfahrung sammeln, daher gestalten wir die Arbeitsteilung so, dass ich wie bei einer Löschkette die Klötze bis zur Hälfte der Treppe hinaufschaffe, und Svenja überreicht sie dann.

Ich muss noch einmal aufs Klo, bevor es losgeht, das Kleid liegt so eng an, ich habe Angst, es reißt, wenn ich mich hinsetze.

Die Zeit reicht nicht, um es noch einmal komplett auszuziehen.

Im Barock hätte ich einfach stehend unter meinem Reifrock auf den Boden pinkeln können, das ist eines der wenige Dinge, an die ich mich aus dem Geschichtsunterricht mein Leben lang erinnern werde.

Ich gehe über der Kloschüssel in die Hocke und schaue auf meine sehnigen Oberschenkel. Ich laufe jeden Tag mindestens eine Stunde.

Svenja nimmt sich eine Banane aus der Schale voll Obst und Schokolade, die auf einem kleinen Hocker zwischen unseren Schminkplätzen steht, und versucht sie zu essen, ohne den Lippenstift zu verschmieren.

Auf das Zeichen des Moderators setzen wir uns in Bewegung. Ich poliere brav den ersten Klotz und trage ihn halb hinauf, beim Hinabsteigen ziehe ich das Kleid herunter.

Svenja gibt den Klotz weiter, links und rechts Küsschen und bleibt am Rand der Bühne stehen und lächelt, während der Moderator seine Witze abliest.

Das geht so immer weiter, meine Füße tun weh, meine Lippen kleben an den Zähnen, ich habe es aufgegeben, mein Kleid zurechtzuzupfen.

Bei der Verlesung der besten Regie für einen Werbespot sehe ich Svenja zusammenzucken. Der Name kommt mir bekannt vor. Es handelt sich um eine junge Regisseurin, die vor einigen Jahren mit ihrem Abschlussfilm für Furore sorgte. Ich sehe Svenja vorsichtig zum Bühnenrand stöckeln und die Treppe herunterklettern.

Was ist los?, flüstere ich.

Das geht nicht, so kann ich ihr nicht gegenübertreten. Svenja erklärt, sie habe sich immer gewünscht, die Regisseurin einmal kennenzulernen, aber nicht so!

Ich würde sterben, um mit ihr zu arbeiten, sie soll mich nicht so sehen!

Ich sage ihr nicht, dass die Regisseurin sie vermutlich nie wiedererkennen würde, so verkleidet wie wir sind, sondern tripple an ihrer statt auf die Bühne, lächle, übergebe der Gewinnerin den Preis, die sich bei mir mit einem so festen Händedruck bedankt, als sei ich die Jury persönlich.

Ich würde ihr gern sagen, dass wir mit dem ganzen Zirkus hier eigentlich nichts zu tun haben. Dass wir einfach Geld verdienen müssen, bevor das Studium losgeht. Dass sie das sicherlich gut verstehen kann, was außer Geldnot sollte ihr Grund sein, statt Kunst Werbefilme zu machen?

Dann geht es schon zur nächsten Kategorie, ich tripple zum Rand, doch Svenja steht nicht parat. Sie steht nirgendwo. Also muss ich selbst den nächsten Würfel holen. Der Moderator ist unleidlich wegen der Verzögerung, ich lächle noch mehr und stelle mir vor, wie grotesk das aussehen muss mit meinen großen Zähnen und dem vielen Lippenstift, wie das übertriebene Grinsen eines bösen Clowns.

Für den letzten Preis taucht Svenja wieder auf, so verheult, dass ich ihr ein Zeichen gebe, dass sie nicht mehr hochkommen muss. Alles ist verlaufen, sie sieht aus wie ein verschreckter Pandabär.

Das Abschminken dauert ewig und meine Haut ist ganz rot vom Reiben mit den Kosmetiktüchern. Einen der künstlichen Wimpernkränze muss ich auf der Bühne verloren haben, ohne es zu merken. Ich stelle mir vor, wie die Putzkraft ihn aufsaugt, weil sie denkt, es sei eine Spinne.

Der Moderator stürmt, ohne anzuklopfen, herein und motzt, was wir für lahme Enten seien.

Svenja, die normalerweise die Redensführerin ist, starrt nur stumm ihr Pandagesicht im Spiegel an.

Ich sage was von Schuhen. Knöchel. Umgeknickt.

Wir bleiben noch lange sitzen und sagen nichts.

Wir kämmen uns den Lack aus den Haaren, die trocken sind und elektrisch hochstehen. Endlich wäscht sich der Panda die Farbe ab. Sehr bleich bleibt er zurück.

Wir winden uns aus den Kleidern und machen uns auf den Weg.

Ich gehe in den Schuhladen, ohne Murren nimmt man sie zurück.

Das Treppensteigen ist den Sohlen nicht anzusehen.

Sie passen nicht zu mir, sage ich und wähle Bargeld statt Gutschein.

Die Gehaltsüberweisung wird verspätet sein, es wird mir wenig vorkommen.

14

Etwas klopft in meinen Traum hinein, beharrlich und unregelmäßig. Das Geklopfe kommt vom Fenster, der Regen ist es nicht, er rauscht ruhig vor sich hin.

Ich denke an Hagelkörner, aber es sind kleine Steine.

Olga steht mit Schirm im Vorgarten und wirft mit Kies aus dem Zierbeet. Sie starrt entschlossen zu meinem Fenster herauf und macht mir Handzeichen, die ich im Halbdunkeln nicht klar erkennen kann. Ich ziehe mir Schuhe an und packe meine Zigaretten ein.

Ich gehe nicht mehr zurück, erklärt Olga und meint damit ihr Zuhause.

Zu zweit quetschten wir uns unter ihrem Schirm auf eine feuchte Gartenbank.

Olga zieht eine Tafel Schokolade aus der Jackentasche.

Das Abendessen ist ausgefallen, murmelt sie kauend, schon beim Tischdecken sei der Streit losgegangen.

Olga hat winzige Zähne im Vergleich zu mir.

Es ging wie immer um die Sorge ihrer Eltern, dass sie vom guten Weg abkomme. Von den Leibesvisitationen hatten sie abgelassen, nachdem Olga wiederholt Klassenbeste geworden war, sie sahen das als Beweis, dass ihre Tochter bei so guten schulischen Leistungen unmöglich Zeit für Unanständigkeiten finden konnte. So schlich sich bei Olga eine gewisse Nachlässigkeit ein. Sie ist so unvorsichtig geworden, dass sie die Zulassung zum Medizinstudium nicht gut genug versteckte, und eine Zimmervisitation, an der ihre Eltern anscheinend trotz Bestnoten festhielten, brachte ihren Studienwunsch zu Tage wie einst ihre Tampons. Olga musste sie heimlich kaufen, da ihr zwecks Wahrung des Jungfernhäutchens nur Binden gestattet waren.

Im Gegensatz zu allen anderen Eltern, die wir kannten, waren Olgas Eltern nicht begeistert von einer medizinischen Karriere ihrer Tochter. Sie standen den Naturwissenschaften sehr kritisch gegenüber, sie glaubten nicht an Evolution. An Vermehrung glaubten sie, aber nur im Zusammenhang mit Vermählung. Sie sahen ihre Tochter in Weiß heiraten und ihren flachen Bauch opfern, um darin (in gebührendem Abstand zur Zeremonie) ein neues Leben heranwachsen zu lassen. Dass Olga lieber studieren wollte, um in einem weißen Kittel fremde Bäuche aufzuschneiden und Leben zu retten, ging nicht in ihren Kopf.

Wer verbietet seinem Kind das Medizinstudium?, fragt Olga.

Darauf habe ich keine Antwort.

Sie bietet mir den Rest der Schokolade an, ich lehne mit der Begründung ab, ich hätte bereits Zähne geputzt.

Es wird kalt, die Pyjamahose klebt an meinen Beinen.

Ob sie bei mir schlafen könne?

Kann sie, meine Eltern leben in Trennung, was bedeutet, sie leben zwar beide noch unter demselben Dach, aber sie kommunizieren kaum noch. Sie sind um alles froh, um das sie sich nicht kümmern müssen, also mache ich es ihnen leicht und frage sie wegen nichts mehr um Erlaubnis. Sie fragen mich auch nichts. Sie wollen nichts wissen. Nicht, wie es mir geht, was ich den ganzen Tag mache oder ob ich einen Freund habe, nicht einmal nach meinem Notenschnitt oder was meine Pläne für die Zukunft sind.

Ich leihe Olga ein Bandshirt meiner Lieblingsmusikerin, das ich als Nachthemd brauche, sie sieht umwerfend darin aus. Das Album kennt sie nicht, Olga hört nur alte Musik. Ich lasse sie meine Zahnbürste benutzen und stelle mir vor, wie dadurch etwas von ihr auf mich abfärbt. Wie ich auf einmal mutig, klug und schön bin, sobald ich aufwache.

Mein Bett ist schmal, wir wälzen uns umher und liegen am Schluss Kopf an Füßen wie Puzzleteile. Ich habe Angst, dass meine Füße stinken.

Du bewirbst dich aber trotzdem?

Natürlich. Was sollen sie machen?

Dir kein Geld geben.

Ich beantrage Stipendien.

Außerdem habe sie gespart. Bei so fanatischen Erzeugern sei es immer gut, etwas auf der hohen Kante zu haben. Die zahlen dir nichts, keine Abtreibung, keine Kaution, kein gutes Kleid für den Abschlussball.

Ich schlafe schlecht, weil es so eng ist und Olga schnarcht. Im Traum dressiere ich einen widerspenstigen Hund, er soll durch einen Reifen springen. Ich locke ihn mit Futter, aber er interessiert sich nicht dafür.

Der Kaffee auf der Warmhalteplatte reicht noch genau für zwei Tassen, ich mache Toast, von dem ich nichts essen werde.

Meine Mutter bedankt sich im Vorbeigehen, sie muss zur Arbeit und macht Anstalten, den Inhalt der einen Tasse in ihren Thermobecher umzufüllen.

Der sei für meinen Vater gedacht, lüge ich.

Ach so. Sie lässt die Tasse stehen und versucht, nicht beleidigt zu wirken.

Olga hat einen Kissenabdruck im Gesicht, ansonsten sieht sie so frisch aus wie immer, rosige Haut, gut durchblutete Lippen. Sie löffelt sich weißen Zucker in ihren Kaffee und beißt unbekümmert in die Toastscheibe, die sie mit Käse belegt und dann noch mit Marmelade gekrönt hat. Ich weiß nicht, wie man so gut aussehen kann, wenn man so viel Schrott isst.

Ich habe sie mir als eine Person vorgestellt, die unter der Dusche singt oder zumindest summt, aber es ist nichts außer dem Wasserrauschen zu hören.

Ich gebe Olga den Ersatzschlüssel und zeige ihr, wie das Thermostat funktioniert, als wäre sie zu Gast in einer Ferienwohnung. Mit nassem Haar macht sie sich auf den Weg, obwohl ich ihr den Fön herausgelegt habe.

Mein Vater hat nicht zu Hause geschlafen und kommt herein, als ich die Spülmaschine anstelle. Wir nicken uns zu und lauschen dem Rauschen.

15

Der Wanderrucksack, in dem Svenja ihre Kostüme transportiert, ist so groß, dass sie wie ein hilfloser Käfer aussieht, wenn sie ihn aufzieht. Schwer ist er und riesig, vollgestopft mit allem, was eine kleine Soldatin gebrauchen kann. Er ragt weit über ihren Kopf hinaus und wippt beim Gehen, ich schäme mich ein wenig für sie. Sie ist eine Streberin voller Ehrgeiz und Entschlossenheit, und ich begleite sie zum Vorsprechen aus Freundschaft, und weil ich nichts anderes zu tun habe, weil mir jeglicher Ehrgeiz fehlt, was das Berufliche angeht. Von Entschlossenheit ganz zu schweigen. Ich werde weiterhin anderen Menschen Teller, Preise oder Gläser anreichen.

Svenja ist bis an die Zähne vorbereitet, ich drücke ihr ehrlich die Daumen. Wir schauen auf dem Stadtplan nach dem Weg zur Hochschule, es ist nicht weit, wir können laufen. Sie hat einen schnellen Schritt drauf, der Rucksackturm wackelt im Takt. An der Pforte umarme ich sie und wünsche ihr kein Glück, weil das am Theater Unglück bringt. Stattdessen spucke ich ihr über die Schulter, weil man das so macht und spucke aber nicht weit genug, ein paar winzige Bläschen landen auf ihrer Bluse, ich verwische sie unauffällig mit meinem Ärmel und schaue Svenja nach, wie sie mit ihrem Gepäck das Gebäude betritt.

Svenja wollte schon sehr lange Schauspielerin werden.

Sie hat den Entschluss gefasst, bevor sie genau wusste, was für ein Beruf das ist. Es hatte alles mit der Frau zu tun, die den Krankengymnastik-Kurs für Kinder leitete, die Svenja sehr bewunderte. In einer Stunde fragte sie, was die Kinder denn mal werden wollten, wenn sie groß waren.

Svenja wusste, dass die Kursleiterin selbst einmal Tänzerin gewesen war und dachte, ein ähnlich künstlerischer Berufswunsch würde sie bestimmt beeindrucken. Also krähte Svenja, dass sie Schauspielerin werden wolle, während die anderen Kinder, die ebenfalls eine Skoliose hatten, zur Feuerwehr, zur Raumfahrt oder zum Zirkus wollten. Oder zum Zoo.

Die Leiterin hatte das sehr interessant gefunden und Svenja darin bestärkt, ihre kreative Seite auszuleben und zum Theater zu gehen. Es sei allerdings ein sehr körperlicher Beruf, also umso wichtiger, dass Svenja die Rückenübungen auch regelmäßig zu Hause mache.

Seitdem war es in Stein gemeißelt. Svenja rollte jeden Nachmittag im Wohnzimmer ihre Gymnastikmatte aus und turnte fleißig.

Auch das Korsett, das später, als sie nicht mehr so schnell wuchs, aus blauem Kunststoff für sie angefertigt wurde, trug sie eisern. Eine blaue Ritterrüstung mit weißen Klettstreifen.

Ich verstand nicht, wie sie es aushielt, sich die ganze Nacht über davon einquetschen zu lassen, es sah so höllisch unbequem aus.

Sogar tagsüber trug sie es, zu Hause. Wenn ich manchmal nach der Schule zu ihr ging, verschwand sie sofort, nachdem wir unsere Rucksäcke und Jacken ausgezogen hatten, in ihrem Zimmer. Sie musste ihre Kleidung darüber anziehen, weil es so eng war, damit erinnerte sie an eine schlecht ausgestopfte Vogelscheuche oder eine Torhüterin im Eishockey. Wenn wir am Wochenende bei Svenja übernachteten, versuchten Olga und ich, das Korsett anzuziehen, es passte uns beiden nicht. Es war tatsächlich wie ein magisches Ballkleid, das sich nur von seiner wahren Besitzerin überstreifen ließ.

Das alles hatte Svenja auf sich genommen, um an der Theaterhochschule in der Großstadt ihre Monologe vorzuspielen. Sie hat sie Olga und mir im Wohnzimmer vorgetragen, als Test, so oft, dass wir sie jetzt auch fast auswendig können.

Ich setze meine Kopfhörer auf und spaziere los, es bleibt viel Zeit zu vertreiben.

Auf einer Einkaufsstraße spricht mich ein Obdachloser an, ich nehme höflichkeitshalber die Kopfhörer ab. Der Obdachlose hat mich von der Seite überholt und läuft direkt neben mir.

Was hörst du?

Wieso?, frage ich zurück.

Er zuckt mit den Schultern und lächelt mich an, er will eine Reaktion provozieren. Ich bin mir bloß nicht sicher, welche.

Er geht mit einer Selbstverständlichkeit neben mir her, als seien wir alte Freunde, und ich überlege, was wohl ein angemessener Betrag für eine Spende wäre. Aber er bettelt nicht. Nicht richtig. Wäre es nicht eine Beleidigung, ihm Geld zu geben, wenn er gar nicht danach fragt?

Der Obdachlose trägt eine dicke Lederjacke, völlig übertrieben bei der Affenhitze, vielleicht musste er alles übereinander anziehen, was er besitzt.

Die Stirnfransen seiner strähnigen Frisur hängen ihm in die Augen.

Wenn er Geld will, muss er deutlicher werden.

Und wenn er kein Geld will, was will er dann?

Was machst du so?, fragt er mit dünner Stimme, und ich merke, dass die Strähnigkeit der Haare Absicht ist und nach Haargel riecht. Der Obdachlose bettelt nicht. Er versucht ein Gespräch anzufangen. Und er ist vermutlich auch kein Obdachloser. Bloß ein schlaksiger Junge mit eigenwilligem Geschmack.

Ob ihm nicht heiß sei in der Jacke, will ich wissen, und er sagt: Ja.

Aber er möge sie so gern, dass er sie jeden Tag anziehe, egal wie das Wetter sei. Er bietet mir eine Zigarette an, und wir bleiben an einer Bushaltestelle stehen. Zum Anzünden führt er beide Hände zum Mund, die linke bedient das Feuerzeug, die rechte schirmt den Wind ab. Die Jackenärmel rutschen ein wenig, und auf seinem rechten Unterarm werden verblasste Schnittwunden sichtbar. Symmetrisch angeordnete feine Striche, kurz und schmal wie die Lippen eines beleidigten Kindes. Ich stelle mir vor, wie es sich anfühlen würde darüberzustreichen, ob man die Narben mit den Fingern lesen könnte wie Blindenschrift oder ob sie schon nicht mehr wahrnehmbar waren.

Man muss tief schneiden, damit Narbenbildung eintritt. Meine Ausrutscher beim Beine rasieren haben kaum Spuren hinterlassen.

Wir reden darüber, wie leicht man Feuerzeuge verliert und wie man an brennenden Glühbirnen und Herdplatten Zigaretten anzünden kann. Wir tauschen Telefonnummern, und er steigt in einen Bus.

Ich weiß nicht, wo ich bin und wie ich zur Hochschule zurückkomme.

Eine Frau mit Hund erklärt mir den Weg, der lang ist, und ich laufe mit wackeligen Beinen und komme genau pünktlich, um Svenja in Empfang zu nehmen.

Sie zeigt mir ihre Schweißflecken und schultert den riesigen Rucksack. Sie darf zur nächsten Runde in ein paar Wochen wiederkommen.

Wir traben zum Bahnhof und schlafen ein, sobald wir im Zug sitzen.

Wir werden wiederkehren.

Der Obdachlose, der kein Obdachloser ist, wird mein fester Freund werden und bleiben, für eine ganze Weile.

Svenja wird nicht angenommen werden an dieser Hochschule, dafür aber an einer anderen.

16

Mein Freund hat mit dem Rauchen angefangen, als er mit dem Ritzen aufgehört hat. Er hatte es zunächst mit Eiswürfeln oder Kühlpackungen versucht, die er sich, wenn er Lust zum Schneiden bekam, auf den Unterarm legte.

Auch Gummibänder ums Handgelenk hat er getragen und daran geschnipst, wenn er Drang verspürte. Das hat Svenja auch so gemacht, um sich das Nägelkauen abzugewöhnen. Sie hat ständig nach Haushaltsgummis in unserer Küchenschublade gewühlt oder Haargummis aus dem Bad mitgehen lassen, weil sie ihre eigenen immer verlor.

Geholfen hat das alles nichts.

Dann hat er sich am Kiosk eine Packung Zigaretten gekauft und losgelegt.

Vorher hatte er nie geraucht.

Außer einmal mit acht Jahren, als seine Mutter ihn und seine Schwester beim Sonntagsessen in einem chinesischen Restaurant an ihrer Zigarette hatte ziehen lassen. Sie hatte gehofft, dass ihre Kinder den Nikotingeschmack so furchtbar finden würden, dass sie ein für alle Mal davon geheilt waren, je wieder eine Zigarette zu probieren. Seine Schwester, die damals dreizehn war, hatte schon längst heimlich mit dem Rauchen angefangen. Mein Freund verpetzte sie nicht, als sie im Restaurant demonstrativ hustete und das Gesicht verzog.

Er hatte diesen ersten Zug an einer Zigarette tatsächlich schrecklich gefunden und schnell mit Cola nachgespült, die er an Sonntagen ausnahmsweise trinken durfte.

Die Schwester verpetzte ihn nicht, als sie ihn mit der Rasierklinge erwischte.

Dafür hatte sie sich später große Vorwürfe gemacht, dass sie seinen Hilfeschrei nicht ernstgenommen hatte. Sie dachte, sie zeige sich damit solidarisch. Als ihr klar wurde, dass es sich nicht um eine kurze Phase handelte, sondern ein ausgewachsenes Problem, ging sie mit ihm zu einer Beratungsstelle und fuhr ihn dann einmal pro Woche zur Therapie. Daher hatte er das mit dem Eis und den Gummibändern.

Seine Mutter hat lange nichts gemerkt, da er immer langärmlige Oberteile trug, und im Sommer ein Schweißband am linken Handgelenk. Die Schwester hatte dichtgehalten, doch durch Nachfragen zur Abrechnung der Krankenkasse flog er auf.

Die Mutter war den Tränen nahe und konnte nicht fassen, dass das alles an ihr vorbeigegangen war. Sie lud ihre Kinder ins chinesische Restaurant ein, und beim Warten auf den Hauptgang rauchten sie alle gemeinsam.

17

Mein Vater führt ein Doppelleben. Ein Agent ist er nicht.

Er ist schwul. Das ist alles.

Schwul sagt er nicht, als er mir über einem Teller Spaghetti erzählt, dass er und meine Mutter sich scheiden lassen werden.

Er sagt auch nicht, er stehe auf Kerle, er wählt eine Formulierung, die so umständlich klingt, dass ich es kaum aushalte: Ich fühle mich zu Männern hingezogen. Sagt er und nimmt einen Schluck Rotwein wie zur Bestätigung.

Er hat gekocht, mit Salat und Dessert, er hat eine gute Flasche geöffnet, feierlich ist das alles, ich sage nichts. Sitze ihm gegenüber und rolle meine Nudeln langsam um die Gabel herum.

Ich wusste es, würde ich gern sagen, ich habe es immer gewusst, aber das stimmt nicht. Ich wusste, dass er nicht ganz da ist, dass er sich meist woandershin träumt, dass er nicht der ist, der er gern wäre, dass er nicht sein kann, wer er wirklich ist und so weiter. Trotzdem hab ich nicht mit der Schwulennummer gerechnet. Eine Stasivergangenheit hätte ich mir vorstellen können, eine falsche Identität, Zeugenschutz, vielleicht einen Steuerbetrug. Ich hätte mit etwas gerechnet, was man wirklich verschweigen muss, auf Leben und Tod. Etwas, das keine Mitwisserschaft erlaubt, etwas, wovor er mich beschützen musste. Etwas richtig Schlimmes.

Ich würde ihn gern fragen, warum er damit nicht früher herausgerückt ist, stattdessen nehme ich auch einen großen Schluck und knalle das Glas viel zu laut auf den Tisch zurück.

Er erschrickt. Ich entschuldige mich.

Nein, ich entschuldige mich, sagt mein Vater, dafür dass ich dich so überfalle.

Schon gut, sage ich und starre auf meinen Teller.

Es tut mir wirklich leid, sagt er.

Was denn? Was genau?

Dass du schwul bist? So nennt man das nämlich.

Das sollte dir nicht leidtun, das ist völlig in Ordnung. Das weißt du doch?

Jetzt starrt mein Vater vor sich hin.

Bist du jetzt glücklich?

Ich weiß nicht, warum ich das sage, aber es ist schon draußen, und ich kann nicht mehr so tun, als hätte ich es nicht gesagt.

Wie meinst du das?

Das muss alles ein großer Kompromiss gewesen sein. Frau und Kind.

Deine Mutter weiß Bescheid.

Das hoffe ich doch!

Jetzt brülle ich. Ich leere mein Glas und fülle mir nach.

Du warst kein Kompromiss, murmelt er.

Warum fühlt es sich dann so an? Es hat sich immer so angefühlt, und jetzt weiß ich endlich den Grund. Ich schenke mir nach, voll daneben, eine rote Pfütze wächst in Sekundenschnelle auf der Tischfläche, breitet sich über den Rand aus, es tropft aufs Parkett.

Ich stehe auf, lasse den halbvollen Teller in der Lache stehen und beginne Brot zu schneiden, obwohl noch drei Scheiben im Brotkorb auf dem Tisch liegen, von denen ich keine einzige angerührt habe.

Ich säble am Baguette herum, als ginge es um alles.

Mein Vater hat aufgegeben, ganz krumm hockt er da.

Denkst du das wirklich?

Natürlich! Ich bin immer noch zu laut und schneide vehement weiter, bis es weh tut.

Ich habe meinen Daumen erwischt.

Blut tropft auf das Schneidebrett, und ich heule los.

Mein Vater holt Pflaster aus dem Badezimmerschrank.

Ich lasse kaltes Wasser über die Hand laufen, was brennt, weshalb ich noch mehr weine.

Tut es weh?

Natürlich tut es weh!

Er streichelt mir über die Schulter, so seltsam verkrampft, als würde er sich daran abstützen wollen, als müsse er sich an mir festhalten, um nicht ohnmächtig zu Boden zu gehen.

Meine Mutter hat immer geschimpft, dass er bei meiner Geburt den Kreißsaal verlassen musste, da er kein Blut sehen könne. Ich wollte das nicht glauben, da er mir, ohne mit der Wimper zu zucken, die auf dem Spielplatz aufgeschürften Knie verarztete oder bei nervösem Nasenbluten mit einem Taschentuch zur Stelle war, das er mir mit einer Hand unter die Nase drückte, während er mir mit der anderen den Nacken stützte.

Er muss sich ganz schön zusammengerissen haben.

Schon gut, sage ich.

Nein, sagt er, ich helfe dir, ich bestehe darauf.

Na, dann mach mal.

Er trocknet den Schnitt mit einem Papierhandtuch, sprüht Desinfektionsmittel darauf, was schon wieder höllisch brennt, aber ich habe aufgehört zu flennen, es geht irgendwie nicht mehr.

Dafür weint mein Vater jetzt, er legt richtig los, so habe ich ihn seit der Beerdigung seines Vaters nicht mehr weinen sehen.

Ich umarme ihn mit der unversehrten Hand.

Das macht es nicht besser.

Sein Rücken bebt, wird von Schluchzern durchgeschüttelt: Ich wusste nicht, wie ich es dir sagen soll.

Schon gut.

Es ist nicht so, dass ich keine Kinder wollte.

Ich hatte keine richtige Meinung dazu.

Und dann warst du da ...

Ja.

Deine Mutter kommt gleich nach Hause.

Wir lösen uns, er klebt mir ein Pflaster auf.

Ich will keine Narbe an der Hand, denke ich, hoffentlich geht das weg.

Spurlos soll alles vorbeigehen. Meine Hände sind das Schönste an mir.

Warum reden wir nie?

Wir reden doch.

Aber nicht richtig.

Über was willst du denn reden?

Die Schlüssel meiner Mutter knirschen im Schloss.

Über alles.

Sie macht große Augen, als sie die Sauerei entdeckt, reagiert aber nicht weiter.

Sie wird ausziehen und sich eine Wohnung suchen, die näher bei ihrer Arbeit ist.

Wir reden nicht weiter, machen keinen reinen Tisch. Wir räumen auf.

Den Tisch ab, den Geschirrspüler ein. Ich wische den verschütteten Wein auf.

Ein Rest ist noch in der Flasche, er wird darin schlecht werden, denke ich und drehe meinem Vater den Rücken zu, um zwei neue Gläser zu holen.

Er zieht sich zurück, das sehe ich ihm an, als ich mit den Gläsern bei ihm bin, hat er schon wieder dichtgemacht.

Schweigend trinken wir die Flasche leer, die Säure brennt in der Kehle, ich mag gar nicht mehr, aber wir müssen etwas beenden.

18

Ich atme tief aus, als die Nadel eindringt. Die Maschine summt vor sich hin, wie ein eifriger Kolibri.

Ich schaue genau zu, wie die Frau mit den Plastikhandschuhen den Griff hält, das Gerät ruhig und gleichmäßig über mein Handgelenk führt, wie sie immer mehr Tinte in meiner Haut versenkt, den Fuß auf einem Pedal, als würde sie an einer Nähmaschine sitzen oder Orgel spielen.

Mein Freund steht neben mir, wegen ihm sind wir hergekommen. Er wollte sich beraten lassen, was sich am besten über seine Narben malen ließe. Das machen viele.

Sein Arm wurde begutachtet, man sprach von Palmen. Und davon, dass es gehen würde. Dass die größte, dickste Narbe eine Herausforderung wäre, da die Farbe verlaufen könne, aber das wäre dann der Palmenstamm und da käme es nicht so drauf an. Ein Motiv, das verzeiht, dass keine feinen Linien hinzukriegen sind.

Man könne in der Krone des Baumes sitzend noch ein Tier platzieren oder daneben schwebend. Einen Kolibri vielleicht?

Sie zeichnen das alles auf ein Blatt Papier. Dann wird das Tier auf Geheiß meines Freundes wieder gestrichen, die Palme bleibt allein.

Es würde gehen. Man würde die Narben kaum noch wahrnehmen.

Mein Freund ist noch nicht bereit, sich von ihnen zu verabschieden.

Er steckt die Zeichnung ein. Für ein anderes Mal.

Ich bin mir sicher, dass es nie dazu kommen wird.

Besonders der dicke weiße Strich, der zum Stamm wachsen sollte, erinnert ihn daran, wie seine Schwester ihn das dritte Mal erwischte und verstand, dass es ernst war. So ist es mit allen Dingen: Zwei Mal ist Zufall, drei Mal hat Bedeutung.

Deshalb war diese Wunde so schlecht verheilt, weil seine Schwester laut gerufen hatte, das sei das letzte Mal, das müsse aufhören, unbedingt! Er hatte in diesem Moment viel tiefer geschnitten als sonst, auf Vorrat sozusagen, sollte es tatsächlich das letzte Mal sein. Es ist die einzige seiner Narben, die schmerzt, wenn ein Wetterumschwung kommt.

Ich überrasche mich selbst, als ich sage, dass ich sehr gern ein Tier auf mir haben will. Aber keinen Vogel. Ich zeichne aus dem Gedächtnis den Hund des Zahnarztkindes.

Seeleute hatten sich tätowieren lassen, damit man sie besser identifizieren konnte, sollten sie ertrinken. Egal wie sehr ich und mein Körper sich verändern sollten, ich würde mich dank dieser Markierung immer wiedererkennen. Egal, was passierte, sie würde für immer bei mir bleiben.

Ich warte auf Schmerzen, die nicht kommen.

Es ist ein angenehmes Ziehen, das ich spüre, ich genieße die Konzentration im Raum. Ich spüre meinen Puls am ganzen Körper.

Das Summen beruhigt mich, ich könnte ewig weitermachen, will gar nicht mehr aufstehen. Wie nach einer langen Autofahrt möchte ich noch ein wenig sitzen bleiben, weil es so gemütlich ist und der Weg das Ziel.

Ich habe dich entjungfert, grinst die Frau mit den Plastikhandschuhen, als sie mit mir fertig ist.

Das Nachstechen in ein paar Monaten werde der Kollege übernehmen, sie werde dann nicht hier sein. Sie deutet auf ihren schwangeren Bauch, der mir vorher gar nicht aufgefallen ist.

Ich stelle mir die Reaktion meiner Mutter vor.

Interessant, wird sie sagen und furchtbar meinen.

Meine Mutter trägt nur farblich Abgestimmtes und dezenten Goldschmuck.

Ihre einzige Rebellion bestand darin, in ihrer Jugend einmal eine Haschzigarette zu rauchen, damals hieß das so. Ich wünsche ihr, dass sie bekifft gelacht hat, minutenlang. So lang, dass sie Bauchschmerzen bekam. Kann es mir aber schlecht vorstellen.

Mein blauer Hund bleibt den Rest des Tages hinter Frischhaltefolie. Ich muss mich gut um ihn kümmern, ihn pflegen. Er wird erst verkrusten und dann ganz ebenmäßig abheilen, weil ich es schaffen werde, nicht zu kratzen.

19

Da gewöhnt man sich dran, sagt Svenja, als ich die Nase rümpfe.

Es riecht sehr stark nach Lösungsmitteln. Sie war schon mehrmals hier, ihr fällt es nicht mehr auf. Wir sind sofort an der Reihe, kein Warten, keine Zeitschriften, es geht gleich los. Ich kann mich nicht für einen Farbton entscheiden, die vielen Möglichkeiten fächern sich in einem Triptychon aus Plexiglas hinter dem Tresen auf. Regenbogen rauf und runter, Erdtöne, Metallisches und Glitzer in unzähligen kleinen Fläschchen.

Svenja sucht für mich einen Braunton aus, sie selbst nimmt immer Dschungelrot wie in dem schwarzweißen Kultfilm aus den Vierzigern, in dem nur Frauen vorkommen. Den schaut sie gemeinsam mit ihren Brüdern jedes Jahr zu Weihnachten im Fernsehen. Ich habe einmal mitgeschaut: Die Heldin erfährt bei der Maniküre, dass ihr Mann fremdgeht, mit einer jungen Frau aus der Parfümabteilung. Die Heldin lässt sich scheiden – was damals noch ein handfester Skandal war – und teilt sich mit ihrem Ex das Sorgerecht für die gemeinsame Tochter. Natürlich ist die Parfümfrau eine schlechte Stiefmutter, und die Tochter findet heraus, dass sie den Vater mit einem berühmten Radiomoderator betrügt. Das erzählt sie ihrer Mutter, die das sehr freut. An der Stelle des Films, an der die Heldin beschließt, ihren Exmann zurückzuerobern mit der Kampfansage, sie habe zwei Jahre Zeit gehabt, sich Krallen wachsen zu lassen, in Dschungelrot, sprachen Svenja und ihre Brüder mit. In dem Moment hatte ich mir auch Geschwister gewünscht, aber es machte Sinn, dass ich keine hatte, ich spielte oft mit dem Gedanken, dass meine Eltern nicht meine richtigen Eltern waren und ich eigentlich eine Waise.

Die beiden Mitarbeiterinnen, die für uns zuständig sind, verschwinden fast hinter ihren Papiermasken. Sie schauen kaum auf, unnahbar wie Chirurginnen. Sie reden hauptsächlich miteinander und wirken so routiniert, als könne man sie nachts aus dem Tiefschlaf wecken und sie wüssten trotzdem sofort jeden Handgriff. Es gibt nichts, was ich so gut beherrsche, dass ich es im Schlaf könnte, nicht einmal Zigaretten drehen.

Die wenigen, knappen Anweisungen der Chirurginnen werden vom Mundschutz verschluckt, ich schiele zu Svenja hinüber, um sie zu imitieren. Sie kennt die Choreografie, weiß, wann welche Hand in welches Becken zu tunken ist, welcher Fuß wo zu platzieren. Meine Chirurgin versucht, sich ihre Ungeduld mit meinen verzögerten Reaktionen nicht anmerken zu lassen, sie hebt meine Füße aus der kleinen Wanne, weil ich nicht verstehe, trocknet sie energisch mit einem rauen Handtuch ab und massiert sie kurz mit festen Griffen.

An ihrem Tischchen bettet sie meine Hände auf eine Handtuchrolle, rückt sie zurecht, nimmt jeden meiner Finger einzeln hoch, feilt und poliert. Mit einer Zange entfernt sie die Nagelhaut, ich zucke zurück, sie erwischt die Fingerkuppe, es blutet. Sie atmet laut aus.

Dann hebt meine Chirurgin kurz ihren Blick und schaut mich mitleidig an. Als endlich die zweite Lackschicht getrocknet ist, zahle ich mit Kreditkarte und addiere ein hohes Trinkgeld.

Später werde ich einmal lesen, dass das Trinkgeld selten beim Personal landet, wenn man es nicht direkt in bar gibt, dass die Arbeitsverhältnisse in diesen Billigsalons Formen moderner Sklaverei sind und die chemischen Dämpfe giftig.

Svenja hat immer lackierte Nägel, dann kaut sie nicht, sagt sie. Und hier sei es so günstig und halte viel länger, als wenn sie es selbst zu Hause mache.

Ihr Zuhause ist eine winzige Einzimmerwohnung, hässlich, aber spottbillig, Svenja ist ohnehin fast nur zum Schlafen da.

Sie macht einen Sommerworkshop an der Filmhochschule. Sie kann nicht wie alle anderen in einem Biergarten kellnern oder Strandurlaub machen, Svenja ist so ehrgeizig, dass sie auch in den Ferien lernen will. Wie man vor der Kamera spielt und echte Emotionen hervorruft; große Gefühle, die man früher einmal gefühlt hat, die man mit einer bestimmten Methode wieder hochholt, da der Körper sich an alles erinnern kann.

So etwas lernt sie an ihrer Hochschule nicht. Dort geht es vor allem um Disziplin. Sie muss mit einem Korken im Mund sprechen und spezielle Übungen machen, da sie angeblich lispelt, was allerdings außer den Hochschulleuten noch nie jemandem aufgefallen ist. Sie muss Liegestütze machen und Saltos schlagen oder es zumindest versuchen. Sie muss immer alles versuchen, auch die Dinge, von denen sie weiß, dass sie sie nicht kann, wie singen.

Man bekommt ein rotes Fähnchen, wenn man unangenehm auffällt. Mit drei Fähnchen fliegt man raus.

Die Wände der Wohnung sind wie aus Papier, das Treppenhaus stinkt, es ist stickig. Die warme Luft steht im Raum, auch wenn beide Fenster bis zum Anschlag geöffnet sind. Um die Luftzirkulation zu erzwingen, muss man zusätzlich die Wohnungstür öffnen und die Sicherheitskette einhängen, dann weht ein schwacher Luftzug vom Gang herein.

Das hat Svenja von der Wohnung nebenan abgeschaut, dort kann man durch den Spalt direkt aufs Bett sehen, in dem ein alter Mann liegt. Er liegt den ganzen Tag im Bett, immer wenn ich hineinschaue, liegt er da.

Ich versuche, nicht zu schauen, weil ein alter, vielleicht schwer kranker Mann Besseres verdient hat, als angestarrt zu werden, aber ich kann es nicht lassen. Jedes Mal, wenn ich an der Wohnung vorbeikomme, muss ich gucken. Er hat immer den Rücken zur Tür gedreht, ich weiß nicht, wie sein Gesicht aussieht. Die Bettdecke ist bis zu den Knöcheln hochgerutscht. Ich kann die gelben langen Nägel erkennen, die in leichtem Bogen brüchig über die Zehen ragen, seine Fußsohlen sind schuppig trocken. Ob seine Fingernägel auch so lang sind?

Ich gehe jeden Morgen laufen, einmal über die große Brücke und zurück, was viele machen, manche tragen Armmanschetten mit Gewichten oder schieben Kinderwagen vor sich her. Meine Knie mögen den Asphalt nicht, wollen sich nicht daran gewöhnen. Ich wärme mich länger auf, mache Übungen auf der Matte, die eingerollt unter dem Schrank liegt. Früher hat Svenja darauf Krankengymnastik gemacht, jetzt macht sie darauf Yoga. Sie fragt mich, ob ich sie zum Yogaunterricht begleiten möchte, was ich nicht möchte, da ich es mir ähnlich vorstelle wie Tai-Chi: quälend langsam.

Nein, da wo sie hingehe, schwitze man richtig.

Der braune Lack hält sich wacker, ich überprüfe meine Zehen, während ich versuche, meinen Kopf Richtung Boden zu bringen. Rücken gestreckt! Ich schaffe es nicht, meinen Blick auf einen unbeweglichen Punkt zu fixieren, wie die Lehrerin in ihr Headset-Mikrofon sagt, das sich um ihren Kopf legt wie eine winzige Schlange. Meine Augen schweifen wild umher, ich prüfe auch die Nägel der anderen, ihre sehnigen Füße, schlanken Beine, schmalen Hüften, vor allem ihre Bäuche, die alle flach sind. Muskulöse Menschen in neonfarbener Badekleidung.

Schweiß tropft von roten Gesichtern, Haare kräuseln sich, es herrschen tropische Temperaturen im Studio, die Gelenke sind flexibler in der Wärme. Wir imitieren Indien.

Niemand ist nicht dünn hier. Ich falle nicht auf, ich bin in bester Gesellschaft. Wenn ich auffallen wollte, müsste ich drastischer werden.

Vor dem großen Spiegel balancieren wir, konzentrierte Flamingos auf blassen Beinchen.

Zum Schluss ergeben wir uns und begeben uns in die Totenstellung. Liegen auf dem Rücken da, alle Viere von uns gestreckt, wir sind platt, dem Erdboden gleich. Keine Bewegung ist erlaubt, kein Schweißabwischen, kein Kratzen. Die Augen geschlossen lassen wir uns von Mutter Erde tragen und aushalten. Neben mir ist Svenja eingeschlafen und schnarcht leise.

Unsere Kleidung ist klatschnass, im Umkleideraum liegt eine Rolle hauchdünner Plastiktüten, um die durchgeschwitzten Sachen darin zu transportieren, wie Obst vom Supermarkt.

Beim Duschen wird gedrängelt, ich denke gar nicht ans Rasieren. Ich föhne mich mit kalter Luft ab, statt meine Haare zu trocknen, ich schwitze immer noch.

An einem Automaten im Flur kann man teures Kokoswasser kaufen. Äpfel gibt es umsonst in einer bemalten Schale.

Die Küche in Svenjas Wohnung ist nicht der Rede wert, zwei Herdplatten, von denen eine kaputt ist, ein winziger Kühlschrank, der nachts laut brummt.

Svenja steht früh auf und kommt spät heim, wenn überhaupt. Sie hat eine Kamerafrau kennengelernt.

Ich verpasse die Anrufe meines Freundes mit Absicht und rufe ihn erst zurück, wenn mir etwas Gutes eingefallen ist, das ich ihm erzählen kann.

Ich erzähle ihm von dem alten Mann, wie dünn er ist, wie sehnig und wie ruhig er daliegt, wie in der Totenstellung, und mein Freund findet es unheimlich, dass mich der alte Mann so fasziniert, seine Zerbrechlichkeit. Was das soll?, will er wissen, ob ich selbst gern so zerbrechlich sei?

Natürlich wäre ich das, aber mein Freund macht sich Sorgen und das macht mir Sorgen, also sage ich nichts dazu.

Ich sage stattdessen, dass ich mir überlegt habe, dem alten Mann die Zehennägel zu schneiden, was mein Freund übertrieben findet. Wie ich mir das vorstelle? Ich könne ja schlecht dort einbrechen, und seine Nägel gingen mich wirklich nichts an. Es sei bestimmt jemand zuständig dafür, eine Pflegefachkraft, Verwandte, irgendwer.

Ich stelle mir das so vor, dass ich durch den Spalt der Sicherheitskette schlüpfe und wie eine gute Fee unbemerkt ans Werk gehe. Der alte Mann wird nicht einmal aufwachen, falls er schläft.

Er wird sich nichts anmerken lassen, sich nicht zu erkennen geben, aber heimlich und leise wird er sich sehr freuen, wieder schöne Füße zu haben. Er wird mich schmerzlich vermissen, wenn ich wieder nach Hause fahre und ich ihn auch.

Wenn Svenja heimkommt, ist sie maulfaul und müde. Ich sehe ihr zu, wie sie verliebte Nachrichten schreibt, während sie Spaghetti mit Pesto verschlingt und dann schlafen geht.

Ich liege auf dem Sofa wach und bekomme Krämpfe in Waden und Füßen. So schlimm, dass ich sie minutenlang heiß abduschen muss, bis sie sich durch die Wärme entspannen.

Als der Lack an meinen Zehen bröckelt, ist es Zeit abzureisen.

Als der alte Mann stirbt, wird es ein paar Tage dauern, bis man es bemerkt. Das Treppenhaus wird eine Weile stinken. Seine Wohnung wird nach einer gründlichen Reinigung für das Doppelte neu vermietet.

20

Olga drückt an einer Papaya herum. Dann an einer anderen.

Was meinst du? Welche ist besser?

Ich kenne mich nicht aus, frage, wie sie denn sein solle, weich oder hart?, und denke an thailändischen Salat mit Erdnüssen und Fischsoße.

Olga hört gar nicht zu und packt beide in ihren vollen Einkaufskorb. Ich brauche Zigaretten.

Die Kassenschlange ist lang, die Leute sind unruhig und zappeln vor sich hin. Eine der Klatschzeitschriften zeigt auf der Titelseite den Sohn der Modeikone und des Starfußballers mit seiner neuen Freundin. Sie laufen händchenhaltend in ausgeleierten Jogginganzügen eine mit Palmen gesäumte Straße entlang. Darunter die Schlagzeile, dass seine Mutter das nicht gutheiße, ich weiß nicht, ob damit die neue Liebe oder die nachlässige Kleidung gemeint ist.

Ich lege noch Kaugummis aufs Band.

Wir tragen die Einkäufe über den Parkplatz, und ich frage Olga, was sie mit den Papayas kochen will.

Dass die nicht zum Essen gedacht sind, antwortet sie, sondern zum Üben. Von Abbrüchen.

Ich verstehe nicht sofort, Olga macht ein vielsagendes Gesicht und schaut dann auf den Busplan.

Wir haben noch Zeit und zünden uns gegenseitig unsere Zigaretten an.

Ihre Mitbewohnerin sei schon fast fertig mit dem klinischen Teil des Studiums und habe noch nie einen Abbruch praktisch geübt. Das komme einfach nicht vor.

Sie hätten nur ein Seminar dazu, und dieses konzentriere sich auf ethische und rechtliche Konflikte. Anderthalb Stunden Theorie im Zusammenhang mit Pränataldiagnostik im neunten Semester, das sei alles.

Neuntes Semester wie neunter Monat denke ich und will nicht lachen, also huste ich leise vor mich hin.

Olga räumt die Einkäufe ein, die Mitbewohnerin kocht Risotto.

Der Abbruch sei ein häufig durchgeführter Eingriff, ähnlich häufig wie das Entfernen der Mandeln oder des Blinddarms.

Jetzt gebe es endlich ein selbstorganisiertes Seminar, erzählt sie. Ein paar Dozierende schenkten ihre Zeit, die Teilnehmenden müssten ihre Übungsmaterialien im Supermarkt beschaffen. Papayakerne ließen sich gut absaugen.

Es würde immer noch viel zu häufig die veraltete Methode der Ausschabung eingesetzt, die ein weitaus höheres Risiko der Unfruchtbarkeit mit sich bringe.

Die Mitbewohnerin vergisst vor lauter Reden das Rühren, der Reis brennt an, sie kratzt ihn geräuschvoll aus dem Topf, wir essen ihn trotzdem. Dazu trinken wir Bier und den Weißwein, der vom Kochen übriggeblieben ist. Die beiden erzählen von einer gemeinsamen Freundin, die eine Nacht lang blutend und kotzend auf der Toilette verbracht hatte, da der Abbruch schlecht durchgeführt worden war. Es war nicht alles erwischt worden, also musste noch mal nachgeholfen werden mit Tabletten, die man ihr ohne Packungsbeilage zugeschoben hatte, als handle es sich um etwas Unanständiges.

Sie saß gerade in einem arabischen Imbiss und wartete auf ihre Bestellung, als eine Blutung begann, die so heftig war, dass sie auf der winzigen Toilette im Keller ihre völlig durchnässte Unterhose in den Mülleimer werfen, sich lagenweise Klopapier in die Jeans stopfen, und ohne Essen nach Hause rennen musste. Da ging das Bluten weiter, ihr Magen drehte sich um, sie übergab sich mehrmals und wäre um ein Haar in Ohnmacht gefallen, hätte sie sich nicht auf den Badezimmerboden gelegt, Beine an die Wand. Panisch hatte sie das Medikament recherchiert, um abschätzen zu können, ob das noch im Rahmen der Nebenwirkungen lag. Dabei hatte sie festgestellt, dass die Tabletten normalerweise bei Magengeschwüren eingesetzt werden.

Dass sie Wehen auslösen können, hat man zufällig entdeckt, eine Zulassung in der Geburtsmedizin wurde nie beantragt.

Olga will sich auf Anästhesie spezialisieren, da müsse man sich nicht so viel unterhalten. Wenn sie sich hätte unterhalten wollen, wäre sie Friseurin geworden.

21

Die Nachbarskinder lauern. Dass sie nicht hereinkommen dürfen, da sie minderjährig sind, macht sie verrückt. Sie versuchen es immer wieder, jedes Mal denken sie sich eine andere Ausrede aus. Sie müssen auf die Toilette, ein Glas Wasser trinken, sich unterstellen, wenn es regnet. Eines wollte mir unbedingt helfen, die Kerzen auf den Tischen anzuzünden.

Ich muss sie abweisen.

Sie dürfen die Türschwelle nicht überschreiten, dürfen die verqualmte Bar nicht betreten, völlig egal, ob sie Harndrang oder Durst verspüren, patschnass geregnet sind oder Lust zum Kokeln haben. Das wissen sie, wollen es aber nicht wahrhaben und prüfen mich.

Am liebsten würde ich einfach die Tür absperren, sie kommen nachmittags, wenn noch nichts los ist und ich Gläser poliere.

Sie sind wild entschlossen, mich zu knacken, unermüdlich versuchen sie ihr Glück.

Und ich muss unermüdlich wiederholen, dass das nicht geht, nicht erlaubt ist und wir alle Ärger bekommen.

Wir sagen es keinem.

Ich darf euch nicht reinlassen.

Selbst wenn ich wollte.

Du willst nicht!

Das spielt überhaupt keine Rolle, ob ich will oder nicht. Ich darf nicht. Ihr seid zu klein!

Das wissen sie, aber hören es nicht gerne.

Sie stellen sich taub, verziehen die Gesichter.

Ich muss laut werden. Ich kann nicht gut laut werden, ich werde schnell heiser.

Sie geben nicht auf, heute wollen sie es wissen.

Sie stehen im Türrahmen mit ihren Unschuldsmienen und warten.

Sie wollen testen, wer den längeren Atem hat.

Ihr dürft nicht, sage ich, hinterm Tresen stehend.

Sie warten.

Ihr dürft nicht!

Sie warten.

Ihr dürft nicht!

Stellt euch nicht blöder, als ihr seid.

Da werden sie wütend.

Eines spuckt.

Ein anderes auch.

Erst auf den Boden, dann zielen sie auf mich.

Sie spucken im Chor, mit roten Gesichtern, in meine Richtung.

Meine Stimme ist weg. Ich fuchtele mit den Armen, als wären sie wie Vögel zu verscheuchen. Das bringt sie erst richtig in Fahrt.

Ich greife unter dem Tresen nach dem Baseballschläger, der dort für Notfälle liegt, und halte ihn drohend hoch.

Die Kinder halten inne. Sie wollen sehen, ob ich es ernst meine.

Mit zitternden Beinen trete ich langsam hinterm Tresen hervor auf sie zu.

Meine Hände krampfen um den Griff des Schlägers.

Die Kinder weichen nicht.

Als ich vor ihnen stehe, schlage ich zu, mit aller Wucht haue ich auf den Türrahmen über ihnen.

Sie kriegen es mit der Angst zu tun und rennen fort.

Ich wische mit klopfendem Herzen die Spuckflecken weg.

Der Rahmen ist merklich beschädigt.

Der Besitzerin der Bar wird nicht einleuchten, warum ich mich verteidigen musste.

Gegen ein paar Kinder?
Es waren viele, werde ich sagen, wissend, wie komisch das klingt.

Die Gänge quellen über, dicht gedrängt stehen wir an den Computern Schlange.

Die Heizungen sind zu hoch aufgedreht, es riecht nach Filterkaffee.

Aufgeknöpfte Jacken, Mützen, Schals, elektrische Haare, die meisten bewegen sich entschlossen, als wüssten sie längst, was sie wollen.

Den Computertest sollen trotzdem alle machen, sagt die Beraterin.

Dauert nur ein paar Minuten. Ein paar Fragen, das war es schon.

Ich hatte ein persönliches Gespräch erwartet, das länger dauert als ein paar Minuten. Ich wollte mit einem Menschen sprechen, der mir zuhört und ab und zu in die Augen schaut, keinem Algorithmus, der innerhalb von Minuten herauszufinden behauptet, wozu mir selbst seit Jahren nichts einfällt.

Was ist, wenn ich nur Sonnenschein und Liebe brauche?

Ich verdiene Geld, reicht das nicht?

Alle haben einen Platz gefunden, ich stehe im Weg herum.

Ich habe nicht mitbekommen, dass die Musik aus ist und alle Stühle besetzt.

Svenja ist schon bald durch mit dem Studium, bei einer Zwischenprüfung musste sie vorsingen. Es war schief und krumm, aber sehr klar artikuliert, man konnte den Text genau verstehen: Was aus mir noch wird, das werden wir sehen.

Der Test ist das Gegenteil von subtil. Bei jeder Frage ist sofort klar, worauf sie hinausläuft.

Es sollen folgende Eignungen und Neigungen eruiert werden:
handwerklich-technisch
kaufmännisch-verwaltend
künstlerisch-kreativ
pflegend-sozial.

Einmal war ich mit meinem Freund, seiner Schwester und Mutter im Chinarestaurant. Ein Versuch, die Familientradition zu erweitern.

Ich aß schnell und trank viel Bier, das Gespräch kam schwer in Gang, ich wusste zu viel, um angemessene Fragen stellen zu können, und auf ihre Fragen fielen mir keine guten Antworten ein. Mit der Rechnung kamen vier Glückskekse, der, den ich aussuchte, war der einzige mit einem unbedruckten Zettel.

Alle anderen hatten ihre fadenscheinige Prophezeiung serviert bekommen, nur ich ging leer aus. Ich wollte nicht nach einem neuen Keks fragen, das wäre mir wie Betrug vorgekommen. Wie schummeln. Das Schicksal hatte gesprochen und mich ignoriert. Aus Trotz aß ich den staubtrockenen Keks und verschluckte mich. Ich konnte nicht aufhören zu husten, alles Wassertrinken und Rückenklopfen half nichts. Auf der Toilette kam ich irgendwann zur Ruhe.

Die Testfragen sind bebildert, die Fotos zeigen:
Aktenordner
eine Kindergarderobe
Labortische
ein Bouquet von Farbstiften
gefaltete Servietten
eine Telefontastatur

gefüllte Zeitschriftenständer
gemusterte Stoffbahnen
bunte Buchrücken von Reiseführern und Wörterbüchern
Schminkpinsel
Metallrohre
einen Rollator auf einem Linoleumboden
einen Haufen loser Pflastersteine
ein DNA-Doppelhelix-Modell
Fruchtsaftflaschen
freilaufende Kühe auf der Weide
ein Binnenschiff auf einem Kanal
einen leeren Einkaufswagen
ein beleuchtetes Notausgangsschild.

Ich klicke mich durch die Möglichkeiten, wähle:
keines von beiden
oder keine Angabe
oder
mittel.

Ich fordere das System heraus, provoziere es mit der Wahrheit:
Ich habe keine beruflichen Vorlieben.
Keine sozialen Kompetenzen.
Ich habe keine Eltern, die mir Broschüren zugesteckt, all ihre Hoffnung in mich gelegt oder mir zum Schulabschluss eine Weltreise geschenkt haben.
Meine Eltern werden von mir nicht belästigt.
Du brauchst keine Hilfe damit, oder?

Hausaufgaben hatte ich immer allein gemacht, es wurde kaum etwas kontrolliert.

Meine Mutter hatte genug auf der Arbeit zu kontrollieren, wenn sie abends nach Hause kam, war sie nicht mehr in der Stimmung dafür. Mein Vater war selbst kein guter Schüler gewesen und hielt sich raus, wo er konnte.

Beneidenswert, fand Olga.

Und auch Svenja hätte sich weniger Aufmerksamkeit von elterlicher Seite gewünscht, obwohl es sich hauptsächlich um Zuspruch handelte. Zu viel Zuspruch macht misstrauisch: Es konnte unmöglich sein, dass sie alles, aber auch alles, gut machte, sehr gut sogar. Woher sollte Svenja wissen, wann ihre Eltern übertrieben und wann ihr wirklich etwas hervorragend gelang?

Jetzt wurde sie hart beurteilt, mit Nichtbeachtung gestraft oder einem roten Fähnchen, wenn es sein musste.

Die Was-soll-nur-aus-mir-werden-Frage lässt sich nicht ewig vor mir herschieben. Sie kommt immer wieder angekrochen, egal wie oft ich sie wegscheuche. Immer wieder rappelt sie sich auf und verlässt die staubige Ecke, die ich ihr zugewiesen habe.

Ich bin aufgestanden und hergefahren, damit mir jemand oder von mir aus etwas sagt, was ich tun soll. Zum Selberdenken hätte ich das Bett nicht verlassen müssen.

Der Computer rechnet, die Ergebnisse werden ausgewertet.

Nach dem Restaurantbesuch hatten wir gestritten, warum ich so abweisend und einsilbig gewesen sei, wollte mein Freund wissen, was ich ja nicht gewesen war, bloß überfordert.

Du tust so, als hätten sie dich verhört.

Hatten sie ja auch. Sie wollten wissen, was ich so machte.

Ich wollte nicht sagen, dass ich meistens nachmittags ins Kino ging und abends Getränke servierte bis spät in die Nacht. Dass ich bis mittags schlief, eine Runde im Park joggte und dann alles von vorne losging. Dass Rauchen mein einziges Hobby war neben den Filmen.

Sie haben Interesse gezeigt. Sie wollten dich besser kennen lernen.

Ich wollte nicht kennengelernt werden. Und auch nicht mehr darüber diskutieren. In der Nachttischschublade suchte ich nach den Kondomen, die Schachtel war leer. Ich wollte auch nicht darüber diskutieren, warum es dumm ist, leere Verpackungen zurückzulegen, statt sie zu entsorgen und Nachschub zu kaufen. Ich rechnete meinen Eisprung nach und wähnte mich in Sicherheit.

Als meine Periode ausblieb, wies mich Olga am Telefon auf die Unzulänglichkeit meiner betrunkenen Rechenkünste hin und beklagte meine mangelnde Kenntnis des weiblichen Zyklus.

Sie befahl mir, sofort einen Frühtest zu machen.

Es war rappelvoll im Drogeriemarkt, und ich fand den richtigen Gang erst beim dritten Anlauf. Ich wusste nicht, was ich werden wollte, aber ich wusste, Mutter sollte es nicht sein. An der Kasse wurde ich nervös.

Als in digitaler Schrift das Wort schwanger im Fenster des Tests erschien, wurde ich noch nervöser.

In der gynäkologischen Praxis hielt ich den Test einer jungen Sprechstundenhilfe unter die Nase, die mich sofort beglückwünschte, das sehe doch gut aus!

Ich brachte es nicht übers Herz, ihr zu sagen, dass es das nicht tat. Dass es ganz im Gegenteil zappenduster aussah und ich nicht hier war, um mir Folsäure verschreiben zu lassen. Höchstens Magengeschwürtabletten.

Ich pinkelte in einen Plastikbecher, in den die Helferin einen Teststreifen versenkte. Da dieser keinen besonders hohen Schwangerschaftshormonwert zeigte, werde sie mir zur Sicherheit noch Blut abnehmen.

Hilflos stocherte sie in meinen Venen herum, ich konnte nicht hinschauen.

Haben Sie in letzter Zeit an Gewicht verloren?

Die Ärztin schaute mich mit ernstem Gesicht an.

Ich denke schon.

Das Laufen war zur Gewohnheit geworden. Ich kochte kaum, hinterm Tresen trank ich nur. Ich aß gern in Ruhe und Gesellschaft, mit meinem Vater oder meinem Freund, die ich beide immer seltener sah.

Das sei der Grund, warum meine Periode ausgeblieben war.

Eine Vorsichtsmaßnahme des Körpers, da jemand mit so wenig Energie wie ich kaum ein Embryo miternähren könne.

Der Test müsse fehlerhaft durchgeführt worden sein, oder, was extrem selten vorkomme, aber nicht völlig unmöglich sei: ein Fabrikfehler.

Falscher Alarm, berichte ich Olga, die mit ihren Gedanken bei der nächsten Prüfung ist und nicht weiter nachfragt.

Ich laufe weniger und esse mehr, das Blut kehrt zurück.

Meinem Freund erzähle ich nichts davon. Wir reden nicht mehr so viel miteinander, wir schlafen nicht mehr so viel miteinander.

Er sagt, ich sei so weit weg, er wäre mit seinem Latein am Ende.

Zum Schluss wird mir ein Papier ausgedruckt, auf dem steht, dass ich Goldschmiedin werden solle. Oder Medienwissenschaft studieren, das sei ein neuer Studiengang.

Da ich schlechte Augen habe und die Feinmotorik eines Kleinkindes, schreibe ich mich für das Studium ein.

III

23

Ich habe ein gelbsüchtiges Baby. Und eine Blinddarmentzündung.

Svenja war ein psychologischer Fall, weil sie Profi ist.

Das Baby wird Teil einer Telefonkonsultation sein, ohne Telefon. Ich werde hinter einer Stellwand sitzen und auf mein Zeichen warten, ein angedeutetes Telefonklingeln. Der Blinddarm wird live und in Farbe vorgeführt.

Olga hatte Svenja erzählt, dass für das Examen immer Leute gesucht wurden, die krank spielen, Svenja machte es heimlich, sie darf neben dem Studium eigentlich keine Angebote annehmen und erst recht keine so banalen. Sie war aufgeflogen und hatte ihr zweites Fähnchen kassiert. Ich trat Svenjas Nachfolge an, in der Bar arbeitete ich nicht mehr.

Dass ich nicht schauspielern kann, sei kein Problem, es werde vor allem nach Alter, Geschlecht und Körpermasseindex ausgewählt. Besonders gefragt seien ältere, leicht übergewichtige Männer, aber mich würden sie auch brauchen können.

Gewissenhaft lerne ich meinen Text: Name, Alter, Beruf, Symptome, Antworten auf offene Fragen.

Offene Fragen sind wichtig, werden aber oft vergessen. An die geschlossenen Fragen denken fast alle.

Ich lerne: Wie stark meine Schmerzen sind, auf einer Skala von eins bis zehn?

Wie der Schmerz sich anfühlt, Brennen, Stechen oder Drücken?

Es stellen sich Fragen nach Vorerkrankungen und Operationen. Nach regelmäßiger Medikamenteneinnahme, Alkoholkonsum, Drogen.

Ich soll dem Wortlaut auf dem Skript so treu wie möglich bleiben.

Irgendwelche Allergien? Das muss alles sitzen.

Svenja hasst es, wenn sie bei Publikumsgesprächen gefragt wird, wie sie es schafft, so viel Text auswendig zu lernen. Sie fühlt sich in ihrer Ehre beleidigt, dass es so etwas Profanes ist, was das Publikum beschäftigt. Bei diesen Nachgesprächen hocken sowieso nur eine Handvoll alter Leute mit Abonnement und Eltern von Beteiligten, es sind also keine inhaltlichen Fragen zu erwarten, aber das will Svenja nicht einsehen. Sie erhofft sich philosophische Diskussionen über Theater und Gesellschaft und wird immer wieder enttäuscht.

Ich muss mir gut einprägen, wo genau es wie weh tut, damit ich angemessen reagieren kann, wenn mein Bauch abgetastet wird. Lautes Einatmen, leichtes Stöhnen, der Schmerz soll sich nicht nur im Gesicht widerspiegeln, er muss auch hörbar sein. Die Studierenden werden nervös sein, ein Staatsexamen ist kein Kinderspiel, da darf es ein bisschen deutlicher sein. Aber nicht zu deutlich und vor allem bei allen gleich. Niemand soll einen Vorteil den anderen gegenüber haben, weil das Krankheitsbild zu dramatisch simuliert wurde.

Die Prüfungsrunde sitzt im Hintergrund und schreibt mit. Die Studierenden kommen einzeln herein, Auftritt mit Türklopfen wie bei einer Boulevardkomödie. Bloß ohne Szenenapplaus, und ohne dass sie sich vor dem Abgang in Richtung Prüfungsrunde verbeugen.

Viele sind unaufmerksam, hören nicht richtig zu. Man sieht ihnen an, wie sie nachdenken müssen. Andere werden rot und unsicher beim Abtasten.

Gummihandschuhe werden vergessen.

Bei der Alkohol- und Drogenfrage wird sich meist übereifrig entschuldigt: Tut mir leid, ich muss das fragen ..., drucksen sie herum, als sei das total abwegig.

Was, wenn dann eines Tages wirklich jemand mit Suchtproblem vor ihnen sitzt? Sie sollten neutral bleiben können, das wäre professionell.

Ich stelle mir vor, wie sie sich ihr Kichern nicht verkneifen können, wenn sie jemandem eine Mehrwegflasche aus dem Arsch entfernen müssen.

Wie sie es nicht schaffen, nach dem Überbringen einer tödlichen Diagnose Empathie zu zeigen, wie sie Gesprächspausen nicht aushalten und irgendetwas Belangloses vor sich hin plappern. Wie sie den Kardinalsfehler begehen, übereifrig einen sicheren Erfolg zu versprechen.

Nur eine Kandidatin zuckt bei der Drogenfrage nicht mit der Wimper.

Bevor das Abtasten losgeht, schiele ich vorsichtshalber zur Box mit den Handschuhen, dann übertreibe ich prophylaktisch mit meinen Schmerzgeräuschen. Ich will unbedingt, dass sie besteht. Es gibt genug Arroganz in Krankenhäusern.

Mit dem Blinddarm sieht es schlecht aus, er muss raus und ich also über Nacht bleiben.

Ob es jemanden gebe, den ich anrufen wolle?

Ich will niemanden anrufen und werde gerügt, als die Kandidatin den Raum verlassen hat.

Im Skript steht, dass Sie verheiratet sind.

Ja und?

Dann rufen Sie natürlich ihren Mann an.

Die anderen, die simulieren, sind älter als ich und einsam, seit die Kinder aus dem Haus sind. Oder freuen sich, mal für ein paar Stunden ihrer Familie zu entkommen. Oder sie sind jünger und sparen Geld für eine Weltreise.

Ich habe keine Reise geplant.

Ich wüsste nicht, wohin ich reisen sollte und auch nicht mit wem.

Svenja hat keine freie Minute und wenn doch, verbringt sie die mit ihrer neuen Freundin, wieder einer Kamerafrau.

Olga hat keine freie Minute und wenn doch, fährt sie Motorrad, das ist ihr neues Ding. Wochenlang musste sie kleine Kreise auf dem Übungsplatz fahren und in Schlangenlinien um orangefarbene Hütchen. Die Theorie war ein Kinderspiel, bei dem, was sie fürs Studium auswendig lernen muss, waren die paar Verkehrsregeln ein Klacks.

Sie weigert sich, mich hintendrauf mitzunehmen.

Zu gefährlich, sagt sie.

Als ich sie fragte, warum sie dann selbst fahre, wenn es so gefährlich sei, lachte sie nur, sie könne sehr gut auf sich selbst aufpassen, aber nicht auf andere.

Sie habe im Sommer einen Typen mitgenommen, der ihr erzählt hatte, auch Motorrad zu fahren. Als sie ihn warnte, beim Aufsteigen aufzupassen, um nicht mit dem nackten Unterschenkel versehentlich das heiße Auspuffrohr zu streifen, winkte er ab. Das wisse er ja alles.

Als Olga zum Tanken anhielt, bemerkte sie, dass er unter dem Helm schluchzte: Es war eine Verbrennung zweiten Grades.

Svenja und Olga sind Alpha und Omega.

Ich bin irgendwas in der Mitte.

Ich simuliere krank sein. Und studieren.

Niemand weiß genau, worauf dieses Studium hinausläuft, hatte sich bei der Einführung herausgestellt. Ich spezialisiere mich auf Film- und Fernsehwissenschaft, wo ich ohnehin so viel ins Kino gehe. Wie man damit Geld verdient, ist ungewiss.

Ich soll das gelbsüchtige Baby so schnell wie möglich ins Krankenhaus bringen.

Ob ich ein Auto habe?

Habe ich nicht, ich werde ein Taxi nehmen.

24

Ich warte am Gleis und rauche, endlich erkenne ich Svenja unter all den Leuten, die mit ihren Mänteln und Mützen aus dem Zug steigen. Sie kommt mir auf Krücken entgegen. Ganz langsam und vorsichtig hüpft sie einbeinig auf mich zu, sie muss sich noch daran gewöhnen, mit Stützen zu gehen. Die neue Kamerafrau läuft ein paar Schritte hinter ihr und trägt beide Reisetaschen.

Glück im Unglück.

Davon will sie nichts wissen.

Sie hat mit der Hochschule gesprochen: Das Abschlussstück kann sie vergessen.

Aber kannst du nicht einfach auf Krücken spielen?

Intendanzen haben anscheinend keine Phantasie, sie können sich die Krücken nicht wegdenken, genauso wenig wie die Hochschulleitung. Wenn es nicht ausdrücklich zur Rolle passe, und es passe nicht zu der Rolle, die Svenja die letzten Wochen über einstudiert hat, könne man nicht darüber hinwegsehen. Sie müssten umbesetzen. Dass es nur eine Nebenrolle ist, die Freundin der Hauptfigur, die kaum vorkommt und keinerlei akrobatische Kunststückchen vollführen muss, ist der Hochschulleitung egal.

Sie habe gegen die Regeln verstoßen, kein Wintersport!

Das könne nicht sanktionslos bleiben. Sonst würden es alle machen.

Svenja hatte mit ihrer Freundin zur Feier des Beziehungsjubiläums Kurzurlaub in den Bergen gemacht und in einem überschwänglichen Moment über das ungeschriebene Gesetz in ihrem Ausbildungsvertrag, das ihr gefährliche Sportarten verbietet, hinweggesehen.

Einmal ist keinmal!

Und sofort hatte es Svenja mit Pauken und Trompeten hingeknallt und ihr rechtes Kreuzband war gerissen.

Die neue Kamerafrau macht sich Vorwürfe, sie nicht davon abgehalten zu haben, aber Svenja will davon nichts hören: Nach Tagen des Rumsitzens in der miefigen Hütte war es zu verlockend gewesen, auf die Skier zu steigen.

Jetzt muss Svenja betteln, dass dieser Ausflug auf die Skipiste nicht zu ihrem dritten roten Fähnchen wird und den letzten Nagel in den Sarg ihres Diploms schlägt. Sie soll erst mal auf die Strafbank, aussetzten, bis das Knie besser ist. So wird niemand sie entdecken können, fürchtet Svenja.

Natürlich wird sie sich, wenn nötig, operieren lassen und mit vollem Ehrgeiz in die Physiotherapie stürzen, aber nichts ist versprochen. Das Personal in der Dorfklinik war nicht gerade optimistisch.

Weißt du jemand Gutes?

Weiß ich nicht, ich habe mir noch nie etwas gerissen oder gebrochen, verspreche aber, mich umzuhören.

Olga kenne auch niemanden, sie habe nichts zu tun mit denen aus der Orthopädie, erzählt Svenja. Mit wem Olga zu tun hat oder wofür sie sich interessiert, ist für uns nicht immer nachvollziehbar, wir sind das gewohnt.

Svenja flucht über ihren Übermut, gleichzeitig flucht sie über die Engstirnigkeit der Schulleitung. Wir steigen in ihr winziges, altes Auto, das ich fahren muss, mit dem Knie kann sie es nicht.

Die Kamerafrau kann auch nicht, sie hatte ihren Führerschein abgeben müssen, da man sie dabei erwischt hatte, wie sie nach einer Wrap-Party sturzbetrunken mit dem Fahrrad nach Hause gefahren war. Sie ist amtlich geschlingert, als sie versuchte, mit der flachen Hand die Seitenspiegel von parkenden Autos zu schlagen. Die Polizei fand das nicht lustig.

Bis zum endgültigen Ergebnis der medizinisch-psychologischen Untersuchung muss die Kamerafrau jetzt immer ein Taxi bestellen, um Material zu transportieren.

Svenja beäugt kritisch jeden meiner Handgriffe beim Fahren, ich versuche, sie abzulenken.

Geh doch dahin, wo dein Bruder war!

Der eine Bruder hatte sich seine Senkbrust operieren lassen. Nach vielem Hin und Her. Schließlich handelte es sich um einen rein kosmetischen Eingriff. Da er keine Atem- oder Herzbeschwerden hatte und die Hippie-Eltern dagegen waren, hatte er bis zur Volljährigkeit warten und eine Menge Geld sparen müssen für seinen Boobjob, wie Svenja es nennt.

Sie haben ihm Silikonimplantate eingesetzt, wie soll man das sonst nennen?

Die neue Kamerafrau ist still auf dem Rücksitz, sie würde es nicht schlimm finden, wenn Svenja sich nicht an irgendein Provinztheater mit unmöglichen Arbeitszeiten und schlechtem Lohn binden würde.

Beim Film sei alles viel kompakter. Und zentraler. Und besser bezahlt.

Doch das Casting für eine Seifenoper hatte Svenja vergeigt, da sie nicht aufhören konnte zu lachen. Das Drehbuch sei so schlecht gewesen, hatte sie zu ihrer Verteidigung gesagt, wenn sie nicht hätte lachen können, hätte sie weinen müssen. Das wäre auch nicht besser gewesen.

Svenja hätte jeden Wochentag als blondes Gift einen Familienbetrieb aufmischen können, wenn sie nicht Tränen gelacht hätte in der Szene, in der die schöne Intrigantin den Chef zu verführen versucht, während am anderen Ende der Stadt – klassische Seriendramaturgie – seine uneheliche Tochter, von der er noch einige Folgen lang nichts wissen wird, auf dem Sofa sitzend in einer Kiste mit alten Briefen ihrer Mutter wühlt und auf ein Foto ihres leiblichen Vaters stößt.

In dem Moment, in dem Svenja mit einer dramatischen Geste seinen Schreibtisch hätte leerfegen sollen, um sich breitbeinig daraufzusetzen, war sie vor Lachen explodiert. Das Team gab ihr noch ein paar Versuche, aber sie kriegte sich auch in den weiteren Takes nicht mehr ein.

Trotzdem liegt ihr die neue Kamerafrau in den Ohren, dem Fernsehen noch eine Chance zu geben. Wenn Svenja fürs Theater in die Provinz zöge, würde sie erst recht weinen müssen, denn da würde sie sie nicht besuchen kommen, droht die neue Kamerafrau im Scherz.

Ich werde Svenja anbieten, sie zu Untersuchungen und Terminen ins Krankenhaus zu fahren, sie wird dankend ablehnen, bald habe die Kamerafrau ihren Führerschein wieder, ich müsse mir keine Umstände machen.

25

Meine Mutter ist neu verliebt und will mehr Zeit mit mir verbringen.

Sie lädt mich zum Mittagessen ein, ich ziere mich, obwohl ich weiß, dass sie sich nur mittags freinehmen kann.

Seminare, sage ich, dabei besuche ich kaum welche. Nur die, die mich wirklich interessieren. Serienmord im Film war enttäuschend, aber Film und Theologie und der Horrorfilm in den 70er Jahren halten, was sie versprechen.

Wir werden uns einig, sie sitzt mir gegenüber, wühlt in einem großen Salatteller und will alles von mir wissen, sie fragt und fragt, als hätten wir uns Jahre nicht gesehen, ganz ausgehungert wirkt sie.

Ich rühre in meinem Kaffee, spät gefrühstückt, sage ich.

Ach, das Studentenleben, sagt meine Mutter

Und ich antworte, dass ich kein Studentenleben führe, da ich kein Student bin.

Sie versteht mich nicht.

Ich bin kein Student, sondern eine Studentin, sage ich. Es ist hoffnungslos.

Sie lacht und fragt unbekümmert weiter Dinge über mein Privatleben.

Ich kann mir vorstellen, dass ihr Neuer verwundert war, warum der Kontakt zu ihrer Tochter so lau ist. Sie will das jetzt alles aufholen. Sie will sich wie eine Freundin fühlen, jung und frech, das kann ich nicht zulassen. Ich weise sie in ihre Schranken mit meiner Einsilbigkeit. Ich bin ihr nicht böse, ich wünsche ihr alles Gute, aber wir waren uns nie besonders nah, warum sollten wir jetzt damit anfangen?

Sie fragt, ob ich nachher in die Sauna gehe, und deutet auf den Bademantel, der aus meiner Tasche ragt.

Ich bin noch nie gern in die Sauna gegangen. Ich muss dabei immer an Keller in Einfamilienhäusern und Kindesmissbrauch denken. Seit ich einmal einen Jugendroman gelesen habe, in dem die Tochter vom Stiefvater in der hauseigenen Sauna vergewaltigt wird, ist das bei mir unweigerlich miteinander verknüpft.

Svenja liebt es, in die Sauna zu gehen, ihre ganze Familie ist verrückt danach, bis auf den Bruder mit der Senkbrust. Er mochte nicht oben ohne rumlaufen, auch am Strand blieb er immer im T-Shirt und hob sich damit sehr von seiner freizügigen Familie ab.

Einmal hat mich Svenja überredet, es zu versuchen. Ich habe nicht lange durchgehalten und im Erholungsraum auf sie gewartet.

Ich ekelte mich vor dem fremden Schweiß, wie laut er aufs Holz tropfte. Mir wurde schwindlig, selbst auf der untersten Stufe, auf der es angeblich am kühlsten ist, und zwei ältere Damen hatten immer vorwurfsvoll in unsere Richtung geschaut, wann immer wir ein paar Sätze wechseln wollten.

Bis Svenja endlich fertig war – sie nimmt das ganz ernst mit all den verschiedenen Aufgüssen und kalten Wasserbecken – hatte ich einen ganzen Stapel Klatschzeitschriften durchgelesen. Ich wusste alles über den jüngsten Sohn des berühmten Fußballers und der ehemaligen Popsängerin, die jetzt Mode macht. Ich wusste, wie der Sohn aussieht, wenn er verschlafen den Gang eines internationalen Flughafens hinunterschlurft; wie er auf einer Promenade spazierend Softeis isst, das tropft; wie er im Meer badet, einen transparenten Schwimmring um die Hüften. Sein tätowierter Vater schaut ihm vom Ufer aus zu, die magere Mutter sitzt mit einem Glas Wein im Schatten eines Strandrestaurants. Vielleicht denkt sie sich Fragen aus, die sie ihm stellen kann, wenn er älter ist.

Nein, keine Sauna, sage ich und merke, wie meine Mutter mit sich kämpft, sich auf die Zunge beißt, um nicht weiter zu fragen.

Ich soll den Neuen kennenlernen und auch seine Kinder.

Ich will das nicht. Ich habe den Neuen meines Vaters kennengelernt, das muss reichen. Wir verstehen uns, wir reden über Fitness und Pflanzen, weil ihn das interessiert.

Ich sage, dass ich wenig Zeit habe, was ein Witz ist.

Seit Monaten sitze ich herum, statt an der fälligen Hausarbeit zu schreiben. Ich habe Filme geschaut, Quellen geprüft und ewig nachgedacht, aber die Gedanken lassen sich nicht einfangen und zu Papier bringen, sie sind eine wilde Herde, ich werfe vergeblich mein Lasso nach ihnen aus. Ich erbitte Fristaufschub und warte auf ein Wunder.

Der Bademantel ist für die Kunsthochschule, da werde ich seit Kurzem fürs Rumsitzen bezahlt, ohne Kleider und in interessanten Posen. Je nach Thema der Stunde geht es dann um Schattenwurf, Farben, Umrisse und so weiter. Die Studierenden freuen sich über meinen Körper, er gibt ihnen zu tun. Sie können sich verausgaben an meiner Wirbelsäule, den Sehnen an meinen Händen und Füßen. Sie lieben mein Gesicht mit den engstehenden Augen.

Es beruhigt mich, ihnen helfen zu können, zu Hause vor meinem Computerbildschirm fühle ich mich nutzlos.

Die Kinder des Neuen seien in meinem Alter.

Aha, sage ich.

Ich will keine fremden Kinder kennlernen, erst recht nicht in meinem Alter.

Die Studierenden legen am Ende der Stunde ihre Bilder in einem Kreis aus. Es wurde mit Kohle gearbeitet, sie müssen Lack zum Fixieren daraufsprühen, es riecht nach Lösungsmitteln im Zeichensaal. Alle stehen um diesen Kreis herum, zum Begutachten. Ich nutze die Zeit, um mich unauffällig anzuziehen. Das Anziehen ist mir unangenehm, der Vorgang des Kleiderüberstreifens scheint mir unangemessen intim. Das Nacktsein stört mich nicht, weil es einen so klaren Zweck hat. Ich bin ganz offiziell ein Objekt, muss aber nichts leisten. Ich muss weder gut aussehen noch interessant sein. Ich muss nur da sein, ein regloser Gegenstand, wie eine Frucht im Stillleben. Ich riskiere einen Blick und bin überrascht, eine alte Frau auf den Bildern zu sehen. Natürlich soll ich das sein, aber die Frau, die mir von den Zeichnungen entgegenblickt, sieht dermaßen ausgemergelt aus, als habe sie bereits unzählige Jahre auf dem Buckel und Unmengen von Kindern geboren. Auf einer anderen Zeichnung sehe ich aus wie ein Marzipanschwein, ganz rund und glänzend.

Später, in Öl, werde ich mir ähnlicher sehen. Es werden pastellfarbene Phantasielandschaften im Hintergrund blühen statt den Planschränken und Heizstrahlern, die in Wahrheit im Raum stehen.

Warum hast du es so eilig, dass ich sie kennenlerne?

Meine Mutter war noch nie besonders geduldig, aber irgendwas ist im Busch.

Einfach so ...

Sie hört mit dem Salatstochern auf und sieht mich an.

Sie wollen heiraten, der Neue und meine Mutter.

Schon bald sogar.

Dann lerne ich ja alle zusammen bei der Hochzeit kennen, sage ich und trage den Termin vor ihren Augen in meinen Kalender ein, in dem sonst nicht viel steht.

Ich muss los.

Die Tasche mit dem Bademantel über der Schulter umarme ich meine Mutter.

Ich komme viel zu früh bei der Kunsthochschule an und stehe wie Falschgeld auf dem Gang herum.

26

Die Umkleidekabine ist ganz neblig vom Wasserdampf, eine halbnackte Horde Schülerinnen plaudern und lachen in Zeitlupe, nur die Hauptfigur ist für sich, sie hat den Volleyball nicht getroffen, ihretwegen wurde das Spiel verloren. Sie seift sich übergründlich ein, berührt selbstvergessen ihren Busen, ihre Schenkel, der Duschkopf ragt phallisch ins Bild. Die Schauspielerin ist Mitte zwanzig und stark untergewichtig, sie spielt ein schüchternes Teenagermädchen, das nicht aufgeklärt wurde und keine Ahnung hat, dass sie gerade in diesem Moment ihre Periode bekommt, ihre allererste Periode. Sie denkt, sie sei verletzt, sieht aber keine Wunde, panisch läuft sie auf die anderen Mädchen zu, streckt ihre blutüberströmten Hände nach ihnen aus, sie braucht Hilfe.

Ich brauche eine Pause, denn das Telefon klingelt. Mein Vater ruft an. Er ist gerade mit seinem Freund im Pflanzencenter, einen Großeinkauf für den Garten machen.

Ob er mir etwas mitbringen solle? Oder meinem Freund? Ob mein Freund einen Balkon habe?

Ich brauche nichts, sage ich. Und lasse die Freundfrage unbeantwortet.

Er hat einen Balkon, einen sehr schönen sogar, aber ich sitze nicht mehr darauf.

Ich sitze auch nicht mehr an seinem Küchentisch, ich liege nicht mehr in seiner Badewanne, nicht mehr in seinem Bett.

Ich trinke nicht mehr aus seinen Gläsern, esse nicht mehr von seinen Tellern, ich weine nicht mehr auf seinen Teppich.

Du bist so weit weg.

Ich weiß.

Die Hauptfigur leidet wie ein Tier.

Sie wird vom Sportunterricht befreit und von der fanatischen Mutter zum Beten in eine Kammer gesperrt.

Ein begossener Pudel ist sie, ständig hat sie den Mund weit aufgerissen, immer ist sie überwältigt von ihren Gefühlen. Niemand versteht sie, das Nachbarskind auf dem Fahrrad ruft ihr nach, sie sei verrückt.

Vergeblich streicht sie Rock und Haare glatt, den Blick gesenkt taumelt sie durch die Gegend und schaut den anderen mit großen Augen beim Erwachsenwerden zu. Die ziehen an ihr vorbei, haben Freunde und verständnisvolle Mütter, alle wissen, wer sie sind, oder immerhin, wer sie nicht sind.

Ich bin kein Smoking-Typ, sagt einer der Jungs bei der Anprobe für den Abschlussball.

Aus Mitleid wird die Hauptfigur vom Freund einer netten Mitschülerin auf den Ball eingeladen und setzt sich gegen ihre Mutter durch: Sie geht hin. Weiteres Personal: eine intrigante Mitschülerin, deren fieser Freund und eine engagierte, besorgte Sportlehrerin.

Es ist wie im Märchen, die Hauptfigur wird zur Ballkönigin gewählt. Doch bei der Krönung sehen wir – hoch oben in den glitzernden Kulissen – einen Eimer Schweineblut, präpariert von der Intrigantin zusammen mit ihrem fiesen Freund, die es kaum erwarten können, an der Strippe zu ziehen, die den Eimer zum Kippen bringen wird. Die Intrigantin hat den fiesen Freund mittels sexueller Gefälligkeiten zur Mithilfe motiviert, während für die Mutter der Hauptfigur Sex eine Sünde ist, ist er für die Intrigantin ihr Kapital.

Die nette Mitschülerin bekommt Wind von der Sache, versucht

den grausamen Streich zu verhindern, wird aber von der Sportlehrerin, die sie für die Täterin hält, rausgeschmissen und so bewahrt vor dem, was kommen wird. Und es kommt dicke.

Ich packte meine Sachen, es waren nicht viele. Kontaktlinsenkram, meine Zahnbürste. Vergeblich suchte ich nach dem Föhn, mein Freund, der nicht mehr mein Freund ist, erinnerte mich daran, dass der Föhn vor kurzem den Geist aufgegeben hatte und von ihm entsorgt wurde, da er wisse, wie sehr es mich stört, wenn kaputte oder leere Sachen noch lange herumliegen.

Ich weinte um den Föhn und alles andere, suchte meine Bücher zusammen, mein Freund, der nicht mehr mein Freund ist, folgte mir von Zimmer zu Zimmer, wie eine Katze.

Ich hatte keine Tasche dabei.

Wie soll ich das alles tragen?

Das Blut ergießt sich, literweise, die Hauptfigur ist schockiert: Sie ist reingefallen. Sie hat der Welt vertraut, an das Gute in den Menschen geglaubt, dafür wird sie jetzt kräftig ausgelacht. Es folgt blinde Rache, man könnte von einem Amoklauf sprechen, sie richtet die gesamte Festgemeinschaft durch Telekinese hin.

Blutüberströmt läuft sie heim, wäscht sich in der Badewanne rein, trocknet sich mit einem blütenweißen Tuch ab und hüllt sich mit nassen Haaren in ein unschuldig weißes Nachthemd. Ihre übersinnlichen Kräfte kommen wieder zum Einsatz, als sie ihre Mutter in Notwehr tötet, die falsche Mutter, die Mitgefühl vortäuscht, um ihre Tochter hinterrücks zu erstechen.

Mutter- und Tochterdarstellerin wurden für den Oscar nominiert, haben aber beide nicht gewonnen, lese ich nach. Und dass der Film gespickt ist mit Anspielungen auf andere Horrorfilme und fleißig

Motive aus der Psychoanalyse zitiert. Die Romanvorlage war ein Bestseller, der berühmte Autor sorgte sich umsonst, in einem Interview verriet er, er habe Angst gehabt, dass sich niemand für die Probleme menstruierender Mädchen interessieren werde.

Du bist so weit weg.

Du auch.

Auf der Türschwelle erfasste mich die blanke Angst.

Ich sah kaum die Stufen, die ich hinabrannte, als wäre der Teufel hinter mir her.

Das Zuhause steht in Flammen, es zerfällt zu Schutt und Asche und begräbt die Hauptfigur unter sich.

Ich verkrieche mich, schreibe an meiner Arbeit, schlafe nachts schlecht und zu viel am Tag.

Überlebende werden von Albträumen heimgesucht.

27

Meine Mutter hat das Kleid bezahlt.

Sie hatte eigentlich mitkommen wollen, zum Aussuchen, was ich abwehrte: Keine Zeit!

Also steckte sie mir möglichst unauffällig ein paar Scheine zu, als ginge es um einen Drogenhandel.

Etwas Stilvolles, hatte sie erbeten.

Man solle weder Weiß noch Schwarz bei einer Hochzeit tragen, hatte ich in einer Klatschzeitschrift gelesen. Kein Weiß, um der Braut keine Konkurrenz zu machen, kein Schwarz, da eine Hochzeit keine Beerdigung sei.

Ich habe ein schwarzweißes Kleid bestellt. Schweineteuer.

Ich komme allein. Svenja hat Vorstellung: Am Theater bekommt man nicht mal für die eigene Hochzeit frei!

Ihre Arbeitsbedingungen sind eine Frechheit, ich bin nicht die Einzige, die sie darauf hinweist, aber die Einzige, der sie es übelnimmt.

Ich hatte mir immer pflichtschuldig Svenjas Premieren angesehen, doch bei einem Stück musste ich mich sehr zusammenreißen. Ich hatte das Bedürfnis gehabt, auf die Bühne zu stürmen, um sie da wegzuholen, so leid tat sie mir. Es war ein aufgeblasener, nichtssagender Text, und der junge, aufstrebende Regisseur hatte wahllos nach Strohhalmen gegriffen, um der Sache mehr Pep zu verleihen. Stroboskop, Geschreie, Kunstblut, das volle Programm. Und eben die arme Svenja, die oben ohne über einen Haufen Kartoffeln stöckeln musste, um von den blassen Worthülsen abzulenken.

Ich bin nicht heikel, hatte Svenja nachher gesagt, was stimmte, sie war wirklich hart im Nehmen.

Ich sagte ihr, dass ich bei aller Liebe keinerlei Kausalität zwischen Stückinhalt und Nacktheit ihres Oberkörpers hatte erkennen können. Und dass ich es nicht richtig fand, dass ihr Busen herhalten sollte, bloß weil der Regisseur fürchtete, dass sich sonst niemand dieses todlangweilige, pseudo-kapitalismuskritische Gelaber aus der Feder eines privilegierten Mitte-Zwanzig-Jährigen ansehen wollen würde.

Svenja wusste, dass ich Recht hatte, konnte es aber nicht zugeben.

Das ist jetzt vielleicht etwas übertrieben, sagte sie und lud mich zur nächsten Premiere nicht ein.

Olga macht ihr Praktisches Jahr in der Schweiz: Leute, das ist hier wie in Disneyland!

Wenn es ihr zu eng wird in den sauberen Städtchen, macht sie Motorradtouren durch die Alpen.

Die Kinder des Neuen sehen harmlos aus in ihren bunten Kleidern und sommerlichen Anzügen. Sie wollen sich mit mir unterhalten.

Ich flüchte zu meinem Vater, der schlecht gelaunt vorm Buffet steht, er macht Diät. Sein Freund sitzt am Kindertisch und führt Kartentricks vor. Das Publikum kreischt vor Freude. Ich will meinen Vater überreden, sich mit mir zu betrinken, aber er weigert sich, wegen dem Zucker im Alkohol, leere Kalorien. Also trinke ich allein.

Die Feier ist richtig spießig, mit Reden und Brautstrauß und gemeinsamem Torte-anschneiden. Der Festsaal ist eierschalenfarben dekoriert, es gibt ein in Leder gebundenes Gästebuch, fehlen nur die weißen Tauben, die freigelassen werden, oder Ballons mit guten Wünschen. Ich frage meinen Vater, ob meine Mutter immer schon so spießig war und ich es nur nicht gemerkt habe oder ob das alles mit dem

Neuen zusammenhängt, ob der so ein Spießer sei oder zumindest spießigen Einfluss auf meine Mutter ausübte. Ich frage das ziemlich laut, zumindest zuckt mein Vater regelrecht zusammen und antwortet flüsternd, er wisse es nicht und wolle das jetzt auch nicht hier mit mir erörtern.

Er verzieht sich zu seinem Freund, der mittlerweile Münzen verschwinden lässt und überlässt mich den Wölfen.

Verwandte und Bekannte erkundigen sich nach meinem Freund, von dem ich nichts erzählen kann, da ich ihn nicht mehr habe, aber vermisse; nach meinem Studium, von dem ich auch nichts erzählen kann, da es nicht vorwärts geht. Ich finde kein richtiges Thema, ich schaue und lese viel und vergesse, was ich mir notieren wollte. Bei den von mir markierten Textstellen weiß ich nachher nicht mehr, was ich Besonderes daran fand. Es ist kein Abschluss in Sicht.

Schließlich lassen sie mich.

Ich trinke noch mehr und sehe von Weitem meiner Mutter zu, die glücklich zu sein scheint mit dem ganzen Zirkus. Sie lacht sogar, vielleicht nur aus Höflichkeit, aber immerhin: Sie lacht. Das haben mein Vater und ich nie geschafft.

Die fremden Kinder tanzen ausgelassen zu den abgedroschenen Liedern der Coverband. Ich geselle mich dazu, mit Drink in der Hand.

Diese Kinder sind ihr lieber, weil sie schon groß sind und keine Arbeit machen.

Sie passen auch viel besser zu ihr. Sie sehen ihr irgendwie ähnlicher. Als ich klein war, hatte ich eine Phase, in der ich allen erzählte, dass ich adoptiert sei. Das schien mir logisch. Ich machte ihr nichts als Kummer.

Mir ist schwindelig, ich drücke mich am Rand herum, werde von einem der fremden Kinder auf die Tanzfläche gezogen.

Ich mache mit, so gut ich kann, bin aber zu wackelig auf den Beinen für das flotte Tempo der anderen. Sie nehmen mich in ihre Mitte, ich bin gefangen.

Sie wollen dich kennenlernen!

Ich bin ein Tanzbär, der seine Künste unter Beweis stellen muss. Die fremden Kinder meinen es gut, sie tanzen mich an. Sie wollen den Bären ermuntern, werfen mir Fische zu, die ich nicht fangen kann. Der Inhalt meines Glases schwappt über. Ich rutsche auf dem glitschigen Boden aus und höre eine Naht reißen.

Aus dem Nichts kommt meine Mutter angerannt und hilft mir auf.

Sie sagt etwas, dass ich schlecht verstehe, da die Musik so laut ist.

Ich höre: Das schöne Kleid. Wut steigt in mir hoch.

Wie bitte?

Sie sagt nochmal: Das tut mir leid.

IV

28

Das Licht geht aus, der Beamer summt und die Professorin schaut die Studierenden an, die wiederum auf die Wand schauen, an die eine Videodokumentation über einen berühmten Bildhauer projiziert wird. Die Studierenden werden beim Beobachten beobachtet. Sie geben sich unbeeindruckt. Ich bemerke die Enttäuschung der Professorin, sie hätte sich mehr Faszination erhofft, es sind Erstsemester, sie haben gerade erst angefangen und tun schon so abgebrüht.

Jedes Seminar wird mit einem Input zum Thema der Lektion eröffnet. Die Grundlagen verschiedenster Techniken sollen so vorgestellt werden, eine bunte Mischung. Es werden Videos geschaut, Bildbände herumgereicht, Texte ausgeteilt. Keine Reaktion, niemand meldet sich.

Der ungläubige Ausdruck im Gesicht der Professorin ist nicht länger zu ertragen, ich beginne, Fragen zu stellen und Kommentare abzugeben. Zu den Techniken, den Biografien, zur Rezeption.

Meine Beteiligung animiert die anderen nicht, sie scheinen noch verstockter. Vielleicht kratzt es an ihrer Ehre, dass eine, die keine Ahnung hat, immer noch mehr Ahnung hat als sie selbst. Die Professorin blüht auf. Sie verdient eine Gesprächspartnerin, nicht bloß eine laue Meute, die lustlos in den Seilen hängt.

Die freie Kunst ist weitaus unfreier, als ich mir vorgestellt hatte. Die Studierenden hier sind mindestens so eingebildet wie auf Svenjas Theaterhochschule, legen aber weitaus weniger Enthusiasmus an den Tag.

Sie tun so, als wären sie gezwungen, hier zu sein, als wäre ihr Leben ein hartes Los, als könne man froh sein, dass sie überhaupt auftauchen, wenn sie verspätet und verkatert in den Unterricht schlurfen. Es werden mehr Rauchpausen gemacht als auf dem Bau, Individualität wird ganz großgeschrieben.

Am Anfang blieb ich in den Pausen auf der Toilette. Ich kontrollierte, dass kein Tamponfaden heraushing, wenn ich meine Periode hatte, suchte nach eingewachsenen Haaren in der Bikinizone, nach Pickeln auf dem Po. Manchmal versuchte ich, meine inneren Schamlippen zu verstecken, sie einzuklappen, was nie mehr als ein paar Sekunden hielt.

Jetzt plaudern wir in den Pausen, die Professorin und ich, sie hat kürzlich aufgehört zu rauchen.

Ich auch, lüge ich spontan. Wir reden über die Macht der Gewohnheit, über Abhängigkeiten im Allgemeinen.

Die Professorin wirkt sehr jung, sie ist Videokünstlerin und viel gereist. Jetzt muss sie ein Kind durchfüttern und ist vorläufig sesshaft geworden.

Sie weiß noch nicht, ob ihr das gefällt. Wenn sie sich gut macht mit den Grundlagen, darf sie zusätzlich auch Videokurse geben.

Das Kind der Professorin ist krank, es hat Diabetes und muss lernen, seinen Blutzucker zu messen und sich Spritzen zu setzen, die Professorin muss auch bei der Schulung dabei sein. Ihr Seminar wird von einem älteren Herrn vertreten, der keinen Input gibt, sondern gleich zur Sache kommt: Ölmalen. Ich darf auf einem Sofa liegen, weil es ewig dauert, bis die ganzen Schichten getrocknet sind, ich also die ganze Lektion über in derselben Stellung verharren muss.

Die Vertretung schlängelt sich durch die Reihen der Staffeleien, um alles unter Kontrolle zu behalten.

Mir fallen langsam, aber sicher auf dem Sofa die Augen zu, ich kämpfe gegen die Schwere meiner Lider und verliere. Ich nicke immer wieder ein.

Das geht nicht, sagt die Vertretung, dass Sie schlafen. Das geht nicht.

Die Professorin und ich haben uns geduzt.

Es ist warm und stickig im Raum, ich bekomme kaum den Mund auf zum Antworten.

Die Vertretung steht immer noch vor mir.

Sie können nicht einfach einschlafen!

Ich gebe mir Mühe.

Es ist unmöglich, immer wieder sacke ich weg, höre im Halbschlaf die Vertretung mahnen, aber es ist nichts zu machen, der Schlaf zieht mich magisch an.

Die Vertretung schüttelt mich mit kalter Hand an der nackten Schulter.

Eine Studentin hat Erbarmen, es ist doch nicht so schlimm, wenn sie schläft, Hauptsache, sie bewegt sich nicht.

Und wie wollt ihr dann die Augen malen? Geschlossen? Das sei zu einfach. Die Wölbung des Augapfels sei eine Herausforderung, die Glanzstellen auf der Pupille, die Details der Lidfalte ... Ihr wollt doch etwas lernen?

Er sieht zu mir herüber, ich muss blinzeln.

Die Studierenden wollen nichts lernen, sie wollen eine Pause machen. Sie werden unruhig, Zigaretten werden hinter die Ohren gesteckt, es wird in Rucksäcken gekramt. Aber niemand sagt was. Wie im Kindergarten.

Ich suche nach meinem Bademantel, die Vertretung schaut mich an: Jetzt sind Sie also wach?

Brummend zucke ich mit den Schultern:

Gibt es keine Pause?

Ach so, doch, ja.

Die Studierenden strömen erleichtert aus dem Zeichensaal, ich bleibe aus Gewohnheit, dehne meine Beine, die Vertretung steht unentschlossen herum.

Was machen Sie sonst so?

Wenn Sie nicht hier ...

Er sucht das richtige Wort: Wenn Sie nicht hier arbeiten?

Ich sehe mir Filme an, sage ich.

Ich will gar nicht daran denken, dass meine Abgabe naht.

Sie sind so interessiert, hat mir die Kollegin erzählt. Sie hat regelrecht von Ihnen geschwärmt.

Haben Sie nie daran gedacht, etwas Künstlerisches zu machen?

Nein, nie, sage ich und ziehe die Schleife des Bademantels fester.

Dann ist die Pause vorbei, und ich lege mich wieder hin.

Mir fallen sofort die Augen zu, aber die Vertretung lässt mich in Ruhe.

Ich tue ihr vermutlich leid.

Ich tue mir vermutlich leid.

Ich schlafe ein.

Es sitzt schon eine Nackte da, als ich ankomme. Die Professorin schaut mich fragend an.

Hat man dir nicht Bescheid gegeben?

Hat man nicht.

Die Vertretung habe mich gefeuert. Wegen dem Schlafen.

Mir hat niemand etwas gesagt, stammele ich.

Willst du trotzdem bleiben?

Sie wirft den Beamer an.

Wozu?

Aus Spaß, sagt sie.

Sie zeigt auf eine freie Staffelei.

Du weißt ja, wie es läuft.

Aus Protest zeichne ich einen Hund nach dem anderen. Die Nackte ignoriere ich.

Sie werden immer besser, sie sitzen, sie liegen.

Die Professorin lacht, als sie mein Blatt sieht.

Wieso?, fragt sie mich so leise, dass die anderen es nicht hören können.

Aus Spaß, sage ich.

Dann springt einer der Hunde durch einen Reifen, einer begleitet eine joggende Frau, die der Nackten ziemlich ähnlich sieht. Ein Hund liegt der Nackten zu Füßen und leckt ihr die Zehen ab, auf einem anderen Bild leckt ein Hund ihre Finger. Dann gibt es keinen Hund mehr, sondern nur noch die Nackte, die mir hilfesuchend ihre Hände entgegenstreckt.

Ich schäme mich, meine Bilder in den Kreis zu legen, tue es aber trotzdem. Die anderen ignorieren sie einfach.

Das ist kein Spaß, sagt die Professorin.

Das ist Kunst.

29

Ich suche einen guten Ort mit genügend Licht. Ich räume die Fensterbank frei, stelle den Aschenbecher beiseite und strecke meine linke Hand aus. Ich halte sie vors Fenster, schiebe den Ärmel meines Sweatshirts zurück und mache ein Foto mit dem Mobiltelefon. Sie wollen den Handrücken, die Handinnenfläche und eine Seitenansicht, den Daumen angewinkelt. Für alles andere, was auf der Jobseite der Uni ausgeschrieben ist, bin ich nicht qualifiziert. Ich könnte noch meine getragenen Slips und verschwitzen Socken verkaufen, doch die Bedingung der Übergabe – persönlich und diskret – hält mich davon ab.

Ich maile die Fotos an die in der Anzeige genannte Adresse und warte. Die Narbe vom Brotschneiden ist mit bloßem Auge kaum mehr zu erkennen, aber hochaufgelöst ist sie gut sichtbar.

Kleinere Unebenheiten seien problemlos zu retuschieren, heißt es in der Anzeige. Und Füße bräuchten sie auch immer wieder mal.

Meine Füße kommen nicht in Frage, die Zehen sind kurz und krumm. Besonders die kleinen Zehen krümmen sich unter den Rest, als wollten sie sich vor der Welt verstecken. Auf meinen großen Zehen sprießen lange dunkle Haare, die im Waxing-Studio wortlos mitentfernt werden, ob ich will oder nicht. Die beiden Waxerinnen nennen mich Schätzchen und Süße und verziehen keine Miene, selbst wenn ich wie ein Frosch auf dem Rücken vor ihnen liege und sie sich meiner Pofalte widmen. Die Eine erzählt meist von ihrem Mann und ihrem Kind. Die Andere redet kaum, wir lauschen einfach der Radiomusik oder den Gesprächen in der Kabine nebenan. Ich war lange nicht mehr dort.

Meine Hände und ich sollen heute noch in der Agentur vorbeikommen für ein Kennenlernen und bei beidseitigem Einverständnis einen Vertrag unterschreiben.

Ich suche nach einer Bluse. Meine Haare habe ich seit Wochen nicht gewaschen. Mir war nie danach. Wenn ich ins Kino gehe, ziehe ich eine Mütze an. Im Dunkeln nehme ich sie ab.

Es kostet mich Überwindung, den Kopf über die Wanne zu strecken, diese Haltung ist nicht gut für meinen Rücken, aber auf Duschen habe ich noch weniger Lust. Ich drücke mir einen kläglichen Rest Shampoo in die Hand, es schäumt kaum.

Meine Haare sind verknotet, mit Kraft zerre ich den Kamm durch die nassen Strähnen, und bleibe immer wieder auf halber Strecke stecken.

Ich hole die Nagelschere.

Schief.

Ich versuche es auszugleichen. Und so weiter.

Kurz. Sehr kurz.

Ich sammle die Haare vom Boden auf und bette sie in einen Frischhaltebeutel. Vielleicht zahlt jemand etwas dafür, um Perücken daraus zu knüpfen.

Ein paar Krümel haben sich darin verfangen, weil ich zu selten staubsauge.

Ich ziehe mir die Schuhe an und bleibe im Flur stehen, bis es dunkel wird.

Dann gehe ich ins Zimmer zurück.

30

Am Küchentisch sitzend lese ich erneut den Artikel der Wissenschaftlerin, die den Körpergenres, über die ich meine Arbeit zu schreiben behauptet habe, ihren Namen gegeben hat.

Die Wissenschaftlerin berichtet darin, dass sie und ihr siebenjähriger Sohn gern Filme im Kino anschauen, die krass sind, die einen körperlich berühren. Der Sohn mag Horrorfilme, in denen Monster Mädchen aufschlitzen, was ihn gleichzeitig fasziniert und erschreckt.

Die Wissenschaftlerin mag Filme mit Pathos, bei denen man weinen muss.

Der Sohn nicht. Ihn erinnern die unangemessen großen Gefühle wohl zu sehr an die Ohnmacht, die er empfand, als er noch ein Kleinkind war. Er ist jetzt groß und muss sich distanzieren. Bei Pornos halten sich Interesse und Abscheu die Waage.

Ich stelle mir den Sohn der Wissenschaftlerin blond vor und denke an den berühmten Sohn des Fußballers und des Popsternchens aus den Klatschzeitschriften.

Ich überlege, ob der berühmte Sohn mit seiner Mutter ins Kino gehen könnte, ohne erkannt zu werden. Vermutlich nicht. Und ob seine Mutter überhaupt mit ins Kino gehen würde und wenn ja, ob sie mit ihm über Gefühle reden würde, speziell körperliche Gefühle.

Ich stelle mir vor, wie sie schweigend zu zweit im samtig ausgestatteten Kinozimmer ihrer Villa in den Hügeln Hollywoods sitzen, und der berühmte Sohn tut mir leid, weil das nicht annähernd dasselbe ist, wie in ein echtes Kino zu gehen mit echten anderen Menschen. Fremde, die neben einem sitzen und genau wie man selbst vor Schreck laut einatmen, die Hand vor Augen halten, den Blick abwenden müssen oder möglichst geräuschlos in ihr Taschentuch weinen.

Wenn das Licht im Saal angeht, bleiben alle zunächst beschämt für sich.

Beim Hinausgehen zeigt sich, wer zerknüllte Rotzfahnen in den Händen hält.

Spätestens in der Schlange vor den Toiletten werden gerötete Augen sichtbar, verlaufene Mascara. Du bist nicht allein.

Auf all das muss der berühmte Sohn verzichten.

Dafür schwimmt er im Geld.

Ich nicht, ich muss in Regelstudienzeit fertig werden, also quäle ich mich durch Ausschnitte eines Filmes, in dem Jesus Christus ausgiebig gefoltert wird, bevor man ihn, jeden phallischen Nagel einzeln, ans Kreuz schlägt.

Sehe mir die Nahaufnahmen seines schmerzverzerrten Gesichts an, seine blutigen Hände, die aufgeplatzte Haut, die Maske muss Überstunden gemacht haben.

Das Opfer nimmt alles hin. Ergibt sich der Macht seiner Peiniger, mit denen es durchgeht, die im Rausch keine Regeln mehr kennen, obwohl Folter Regeln hat. Folter muss Regeln folgen, sie hat einen formellen Rahmen, der hier gesprengt wird. Die Folterer genießen es zu sehr, verfallen in Raserei, vergessen sich und ihre Aufgabe. Man muss sie zurückpfeifen wie wildgewordene Hunde, eine Kreuzigung macht nur Sinn, wenn das Opfer noch lebt und bei Bewusstsein ist.

Ich kann nicht mehr und nehme mir das nächste Filmbeispiel vor, das auf meiner Liste steht. Es wird aber nur schlimmer.

Im rechtsfreien Raum einer Villa im vom Deutschen Reich besetzten Norditalien halten vier Männer, ein Fürst, ein Bischof, ein ehemaliger Richter und ein Präsident, eine Gruppe junger Menschen gefangen, die sie nach Herzenslust foltern und missbrauchen.

Ich spule vor.

Eine Prostituierte erzählt von ihrer Entjungferung mit sieben Jahren

– sieben Jahre, wie der Sohn der Wissenschaftlerin –, dann empört sie sich, als ein Junge dem Bischof einen runterholen soll, über dessen schlechte Technik, man müsse es ihm schnellstens beibringen.

Ich spule in die Mitte des Films, zur berühmten Szene des Banketts, an dem von nackten Dienerinnen Kot serviert wird, an dieser Stelle verließen eine Menge Leute den Saal, als der Film Mitte der Siebziger anlief.

Ich weiß nicht, ob ich auch gegangen wäre. Im Theater hatte ich immer durchgehalten, sogar bei der Kartoffelaufführung. Von den älteren Leuten ging fast immer jemand, ob aus Protest oder Blasenschwäche ließ sich schlecht sagen, wenn es sich um eine mehrstündige Mammutaufführung handelte, die wieder sehr in Mode zu sein schienen.

Der Kartoffelregisseur hatte die Videodokumentation des Stücks im Internet veröffentlicht, ohne Svenja zu fragen. Oder auch nur Bescheid zu sagen. Sie war erst darauf aufmerksam geworden, als ein Fremder ihr auf einer Party sagte, was für schöne Brüste sie habe. Auf Svenjas Frage, woher er das wissen wolle, verwies er auf das Video. Die Kamerafrau riet ihr zu klagen und bat mich, Svenja gut zuzureden.

Mein Zureden endete darin, dass Svenja mehrmals Du verstehst das nicht! in den Hörer brüllte und dann einfach auflegte.

Ich spule ziellos herum.

Ein Mädchen wird gezwungen, ein mit Reißnägeln belegtes Brot zu essen,
einem Jungen wird die Zunge abgeschnitten,
ein Mädchen wird skalpiert,
ein weiteres Mädchen uriniert auf das Gesicht eines Mannes,
ich wechsle zu einem anderen Film.

Motorräder spielen eine Rolle, die Rache an den Reichen, Menschenleben werden ausgelöscht wie Kerzen. Bäuche werden aufgeschlitzt, Organe quellen hervor. Dann als Ende ein selbstreflexiver Anhang: Der Drehort wird sichtbar, das von der letzten Metzel-Szene erregte Scriptgirl will mit dem Regisseur schlafen, der schaut in die Kamera, die ja noch läuft, sie ahnt Böses, zu spät. Der Regisseur greift zum Messer aus der vorherigen Szene und löscht das Scriptgirl aus, rechtzeitig, bevor ihnen die Filmrolle ausgeht. Es ist alles noch drauf.

Schwarz, kein Nachspann.

Ich notiere:

Maximale Sichtbarkeit
von Blut und Organen
und unmotivierter Exzess.

Ich sehne mich nach Szenen, in denen das Mädchenopfer die phallische Waffe – das Messer, die Axt, die Kettensäge – an sich reißt und zurückschlägt beziehungsweise zurückschlitzt. Die gibt es auch, das weiß ich, aber erinnere mich nicht genau in welchem Sequel der bekannten Horror-Reihe.

Ich lese, dass das lateinische horror sich sträuben bedeutet, lese von sich vor Schauder aufstellenden Nackenhaaren, einer Erektion der Haare, sozusagen.

Ich fange mit einem einschlägigen Porno-Beispiel an, das, finanziert mit Mafiageldern, in nur sechs Tagen gedreht wurde und gebe schnell wieder auf.

Meine Konzentration bleibt nicht lange bei der jungen Frau, die ärztlichen Rat sucht, um herauszufinden, warum sie nie zum Orgasmus kommt.

Der Arzt lässt sich nicht lange bitten, sie gründlich zu untersuchen, und stellt fest, dass ihre Klitoris außergewöhnlicherweise im Hals sitzt. Orale Penetration heißt das Zauberwort.

Ich schalte aus.

Ich notiere:

Unkontrollierbare Körper

Körper außer sich

Verkörperung von Angst, Schmerz und Lust.

Pornofilme sind genau wie Musicals aufgebaut, vierzig Prozent Rahmenhandlung, sechzig Prozent Nummern, bloß dass es sich um Sexeinlagen statt Tanzeinlagen handelt. Ich hätte auch über Musicalfilme schreiben können, darüber, wie ein rothaariges Waisenmädchen sich aufmacht, seine Eltern zu suchen, wie der Zufall ein Landei ins Revue-Theater verschlägt oder wie eine junge Braut ihre drei potentiellen Väter zur bevorstehenden Hochzeit auf einer griechischen Insel einlädt. Ich würde mich gerne mehr für Musicals interessieren, stattdessen drohe ich in einem Meer aus Sperma, Blut und Tränen zu versinken.

In meinem Kopf mischen sich all die gehörten Stöhner, Angstschreie und Schmerzensschluchzer zu einem dumpfen Brummen.

Ich schließe die Augen, mache eine Pause, in der ich am Fenster rauche.

In meiner Wohnung sieht es aus wie Sau. Seit die Grundlagen-Vertretung mich gefeuert hat, komme ich nicht viel raus. Ich spreche nur noch mit dem Kassenpersonal im Kino oder im Supermarkt. Selbst das Masturbieren habe ich aufgegeben. Mein Körper ist nicht außer sich. Er ist ganz in sich versunken. Verkörperung von Einsamkeit.

Manchmal gehe ich ans Telefon, wenn mein Vater anruft: Ich spreche wenig, nicke dafür viel.

Ich nehme alles hin.

Ich lese, dass die Körpergenres als niederwertig gelten, da der Zuschauerkörper in der Nachahmung des Gefühls des Leinwandkörpers gefangen ist.

Ich lache über die Idee der Messbarkeit des Filmerfolgs in körperlichen Reaktionen der Zuschauenden. Wie macht man das? Zählt man Erektionen, Schreie und Tränen?

Beim Melodram zählt man den Verbrauch der Taschentücher: Es gibt die traditionelle Einteilung in ein Ein-, Zwei- oder Drei-Taschentücher-Filme.

Ich lese über Gefühlsgewalt, mir gefällt diese Bezeichnung. Eine ganz spezielle Art der Gewalt, die klassischerweise im vornehmsten der Körpergenres vorkommt, dem Mutter-Melodram. Mütter, die sich für den sozialen Aufstieg ihrer Töchter aufopfern. Mütter, die sterben.

Ich würde mein siebenjähriges Kind, wenn ich eines hätte, gar nichts im Kino anschauen lassen, außer Trickfilme mit Tieren vielleicht, aber sogar da sterben Mütter. Man muss immer mit drei Taschentüchern gewappnet sein.

31

Ich habe mir den Abspann der Spätvorstellung in voller Länge gegeben und bin die Letzte im Zuschauerraum, wir waren nur eine Handvoll Leute.

Ich will meine leere Bierflasche in den Kasten beim Ausgang stellen, doch der ist nicht mehr da. Einhändig drücke ich die Klinke.

Die Tür geht nicht auf.

Habe ich gedrückt statt gezogen?

Beide Richtungen gehen nicht.

Ich hänge mein ganzes Gewicht rein, aber es hilft nicht.

Ich klopfe.

Ich rufe.

Das kann nicht sein.

Ich wurde vergessen.

Mein Telefon hat keinen Empfang hier drin,

der Notausgang führt in einen kleinen Hof.

An der Kasse geht niemand dran.

Ich brülle Hilfe in die Nacht.

Und dass ich eingesperrt bin.

Fenster werden geschlossen.

Die Nachbarschaft hält mich für eine Besoffene oder eine Spinnerin.

Ich rufe nochmals vergeblich bei der Kasse an.

Dann versuche ich es bei meinem Vater.

Mein Vater geht nicht dran.

Svenja geht nicht dran.

Olga geht nicht dran.

Ich brülle mich heiser.

Meine Blase ist voll.

Ich pinkle in den Hof, hocke mich dazu hinter den einzigen, traurigen Strauch, der als Versteck nicht taugt, und stelle mir vor, wie es sich anfühlt zu verdursten.

Svenja hat einmal im Park in den Schnee gepinkelt. Sie hatte die Nacht bei einer Frau verbracht, die sie kaum kannte, und war am Morgen davongeschlichen, ohne sich zu verabschieden. Um die Frau nicht zu wecken, hatte Svenja darauf verzichtet, in der riesigen Wohnung nach dem Badezimmer zu suchen.

Beim Durchqueren des verschneiten Parks hatte sie es nicht mehr ausgehalten. Die Kälte habe höllisch gebrannt, sagte sie.

Mein Vater geht nicht dran.

Svenja geht nicht dran.

Olga geht nicht dran.

Olga geht nicht dran, weil sie Dienst hat oder auf dem Motorrad sitzt.

Svenja geht nicht dran, weil sie halbnackt über Kartoffeln stöckeln muss und nicht mehr mit mir spricht, weil ich das nicht gut finde.

Warum mein Vater nicht drangeht, weiß ich nicht.

Meine Mutter geht dran, und ich erzähle ihr schluchzend, dass ich eingeschlossen bin und vollkommen allein auf der Welt.

Ich weiß nicht, wie sie es schafft, mich zu befreien.

Ich wache zusammengerollt auf zwei Kinosesseln auf, als die Tür sich öffnet.

Meine Mutter nimmt mich in die Arme, bedankt sich bei der Mitarbeiterin und führt mich aus dem Kino heraus, wie Moses sein Volk aus Ägypten.

Sie besteht darauf hochzukommen, was ich angesichts ihrer Hilfsbereitschaft nicht verhindern kann. Sie zuckt richtig zusammen beim

Anblick der Unordnung. Mein Chaos hat überhandgenommen und die Wohnung regelrecht überschwemmt. Es gibt keine Insel, keinen Ölzweig, nur Dreck.

Meine Mutter geht in den Hausflur und telefoniert mit meinem Vater, der jetzt endlich mal drangeht und als erstes fragt, ob mit mir alles in Ordnung sei, denn drei Anrufe von mir sind ungewöhnlich. Zumindest denke ich, dass er das fragt, denn meine Mutter sagt:

Nein. Und: Ich bin bei ihr. Setz dich ins Auto und bring was zum Putzen mit.

Ich sage meiner Mutter, dass ich sehr wohl Putzsachen besitze, bloß selten benutzt habe in der letzten Zeit.

Doppelt hält besser, sagt sie und zieht ihre Jacke aus und legt sie mit spitzen Fingern über den einzigen Stuhl in der Wohnküche, der nicht mit ausgeliehenen Büchern und losen Papieren belegt ist, gekrönt von einem vollen Aschenbecher oder einer halbleeren Kaffeetasse. Sie nimmt ihren Ehering ab und steckt ihn in die Hosentasche. Sie krempelt die Ärmel hoch und bahnt sich den Weg zum Bad, wo sie in der Wanne den roten Eimer mit heißem Wasser füllt, der sonst unter dem Waschbecken steht, weil das Abflussrohr nicht dicht ist.

Mein Vater erscheint mit einem Mopp in der Hand. Auch er zuckt zusammen, schaut erst meine Mutter an, dann mich, dann reicht er mir eine Rolle Müllsäcke.

Zu dritt brauchen wir die ganze Nacht, bis es wieder erträglich aussieht.

Sogar die Fenster putzen wir und den Kühlschrank, von innen und außen.

Dafür entferne ich die Broschüre des neuen Pizzalieferdienstes, die hinter einem roten, kreisförmigen Magneten an der Kühlschranktür klemmt, daneben, hinter einem indischen Elefanten, ein Foto von Svenja, Olga und mir, wie wir in einer Wildwasserbahn sitzen.

Mit den beiden traute ich mich alles, ich genoss das Flattern im Magen, das einsetzt, wenn man etwas Gefährliches tut, denn ich wusste, mir konnte nichts wirklich Schlimmes passieren.

Alle drei haben wir die Münder weit aufgerissen, selbst Olga, die sonst keine Angst kennt. Das Foto ist der Beweis dafür, dass sie auch nur ein Mensch ist. Svenja hat vor einigem Angst, schämt sich aber kaum dafür, das haben ihre Hippie-Eltern immerhin geschafft.

Ich habe klatschnasse Haare auf dem Foto, da ich vorne saß und das meiste Wasser abgekriegt hatte.

Wir schwitzen und fluchen, bis es hell wird, dann gehe ich Brötchen holen.

Als ich wiederkomme, verstummt das Gespräch meiner Eltern.

Ich werde dir eine Pflanze besorgen. Es tut gut, sich um etwas zu kümmern, sagt mein Vater.

Er schlägt eine Sukkulente vor, die brauche nicht viel Wasser, das sei eine sehr dankbare Sorte.

Denkst du, du wirst das schaffen?, fragt meine Mutter.

Wenn sie nicht viel Wasser braucht …

Das meine ich nicht.

Sie streckt mir energisch einen Zettel entgegen, auf dem mit blauem Kugelschreiber ein Name und eine Telefonnummer notiert sind.

Doktor steht da.

Ich klemme die Serviette mit einem Magnet, der wie eine Banane aussieht, an die Kühlschranktür.

V

32

Svenja sitzt in meinem Badezimmer auf dem Wannenrand.

Sie hat beim Theater gekündigt, mitten in der Probe. Sie hatte die Schnauze so voll gehabt, dass sie keine Sekunde länger warten konnte. Sie hatte genug gewartet, dass sich etwas ändern würde, dass es gerechter zugehen werden würde, weniger hierarchisch, auf gleiche Löhne hatte sie gewartet, auf interessantere Texte, in denen Frauen nicht nur als Mütter oder Freundinnen des Helden vorkamen, auf Kostüme ohne zu kurze Röcke und zu hohe Schuhe, auf Ruhe vor mitternächtlichen Anrufen einer betrunkenen Regie.

Sie hatte wochenlang mit der Kamerafrau gestritten, die auch die Schnauze voll hatte von einer unzufriedenen Freundin, die in einer Endlosschleife aus enttäuschten Erwartungen gefangen zu sein schien, es aber nicht zugeben konnte.

Svenja hatte also mitten in der Probe aufgehört zu spielen.

Sie war mitten im Satz verstummt, hatte ihr Textbuch mit den sorgfältig in neongelb markierten Sätzen geschlossen und an Ort und Stelle ihr Kostüm ausgezogen.

Was glotzt ihr so? Ihr habt alle schon meine Titten gesehen, was soll jetzt so interessant an meiner Unterwäsche sein?

Sie hatte das Kostüm ordentlich gefaltet auf den Regietisch gelegt, daneben die Stöckelschuhe und war in der Garderobe verschwunden, um ein paar Minuten später das Theater zu verlassen.

Die Kamerafrau war erleichtert.

Geil, schrieb Olga aus der Schweiz, wo sie ihre Ausbildung zur Fachärztin macht. Jetzt bist du frei, komm mich besuchen!

Das hatte Svenja nicht getan, stattdessen war sie nach Indien geflogen, um Yogalehrerin zu werden, das sei der neue Taxischein.

Jetzt sitzt sie auf meinem Badewannenrand, und wir drehen meinen Beitrag für das Videokunst-Seminar.

Svenja spricht direkt in die Kamera:

Was machst du, wenn deine Kinder Frauen werden?
Wenn deine Kinder Töchter sind und Frauen werden,
was machst du dann?

Die Dusche läuft hinter ihr auf Hochtouren, es dampft wie wild.

Sie redet gegen das Rauschen an und streckt ihre blutverschmierten Hände, die wir mit einer Mischung aus Kondensmilch und Rote-Beete-Saft gefärbt haben, der Kamera entgegen.

Schnitt, sage ich.

DANK

Ich danke Michael Fehr, Christina Maria Landerl, Laura Lichtblau, Wolfram Lotz, Florian Plumeyer, Juliane Schindler und Nadja Wieser, die den Text schon in früheren Stadien gelesen haben.

Für den Endspurt danke ich allen Mitarbeiter*innen des Verbrecher Verlags, insbesondere Jörg Sundermeier und meiner Lektorin Kristine Listau.

Außerdem danke ich Anna K. Becker, dass sie mich damals zu meiner ersten Verbrecher-Lesung mitgenommen hat, und dem *Du Beast* für den Baseballschläger.

VERBRECHER VERLAG

Lisa Kränzler

COMING OF KARLO

Roman

624 Seiten
Hardcover
29 €

ISBN: 978-3-95732-370-5

Der siebzehnjährige Karlo findet heraus, dass sein Vater nicht sein Vater ist. Zudem plagt ihn eine Fußballverletzung, obwohl sie verheilt sein soll. Dann lernt Karlo Gwen kennen. Sie ist direkt, stark, faszinierend – er verliebt sich in sie und sie sich in ihn. Er ist unbeschreiblich glücklich. Doch hat sie auch was mit einem anderen? Karlo ist verzweifelt, Karlo ist vor Eifersucht rasend, Karlo zieht sich in den Wald zurück. Schließlich kommt es zu einer Konfrontation, die in einer Katastrophe endet ...

Lisa Kränzler ist ein Roman gelungen, der mit allen Mitteln der Sprache die Geschichte verletzter Menschen in einer kaputten Welt erzählt, in der toxische Männlichkeit wie ein wildes Tier lauert und einen Charakter befällt.

Verbrecher Verlag | Gneisenaustraße 2a | 10961 Berlin | info@verbrecherei.de

www.verbrecherei.de